김소형의
귀족피부
만들기

김소형의 귀족 피부 만들기

지은이 김소형
펴낸이 안용백
펴낸곳 (주)넥서스

초판 1쇄 발행 2007년 3월 15일
초판 8쇄 발행 2011년 8월 20일

출판신고 1992년 4월 3일 제311-2002-2호
121-840 서울시 마포구 서교동 394-2
Tel (02)330-5500 Fax (02)330-5555
ISBN 978-89-5797-252-6 13590

저자와 출판사의 허락 없이 내용의 일부를
인용하거나 발췌하는 것을 금합니다.
저자와의 협의에 따라서 인지는 붙이지 않습니다.

가격은 뒤표지에 있습니다.
잘못 만들어진 책은 구입처에서 바꾸어 드립니다.

www.nexusbook.com
넥서스BOOKS는 (주)넥서스의 실용 브랜드입니다.

한방 피부 전문가
김소형의 귀족피부 만들기

김소형 지음

넥서스BOOKS

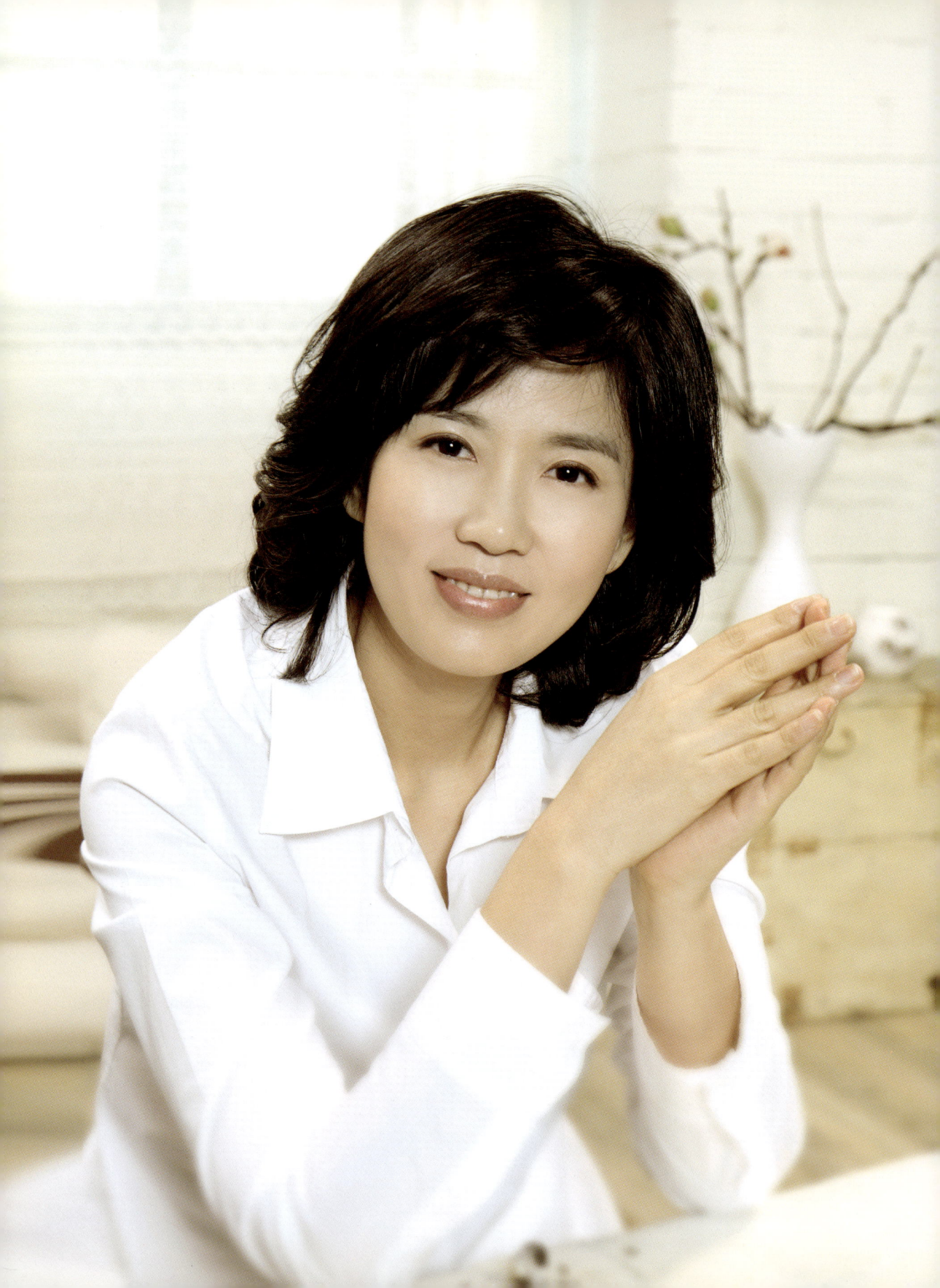

| 저자의 글 |

피부도, 몸도 모두 건강한가요?

피부에 대한 관심이 높아지면서 최근 들어 피부 문제로 내원하는 환자들이 늘고 있습니다. 환자들은 저마다 피부에 대해 많은 고민을 안고 있는데, 그 근본 원인이 공통적으로 피부 겉이 아니라 속에 있음을 발견합니다. 그런 환자들을 보면서 저는 안타깝다는 생각을 자주 합니다. 피부 건강의 균형이 깨져 문제가 나타나고 있는데 피부 겉만 걱정하고 있는 경우가 많기 때문입니다.

요즘 사람들은 피부를 외투나 원피스 같은 옷이라고 생각하는 것 같습니다. 우리 몸을 가려주고 아름답게 치장해주니 옷이라 생각할 수도 있겠지요. 굳이 옷이라 말한다면 피부는 겉옷일 뿐 아니라 속옷이기도 합니다. 피부는 몸의 일부분으로 몸속 상태를 그대로 투영하는 모니터와 같아서 몸속이 건강하고 깨끗하면 피부도 건강하고 깨끗하게 빛을 발합니다.

피부 겉을 아름답게 하려면 피부 속이 건강해야 하며, 피부를 변화시키고 싶다면 몸속부터 먼저 변화시켜야 합니다. 속옷을 잘 입어야 진짜 미인이라는 광고도 있지요? 속피부가 건강하고 아름다워져야 겉피부도 매끈하고 탱탱해집니다. 피부 겉만 열심히 관리하고 화장을 해도 결코 감출 수 없는 것이 있습니다. 그것을 한의학에서는 낯빛이라고 얘기하는데, 흔히 피부 톤이라고 하는 것입니다. 피부 톤이 칙칙하다는 말처럼 가슴

에 상처를 주는 것도 없지요. 그 피부 톤이 바로 피부 겉과 속이 함께 좋아야 얻을 수 있는 진짜 피부 미인을 만드는 개념입니다. 그렇다면 피부 겉과 속을 함께 좋아지도록 하는 핵심 비결은 무엇일까요? 바로 피부의 균형과 조화입니다.

한의학은 균형과 조화를 중시합니다. 우리 몸의 장기가 서로 조화를 이루고 있듯이, 음양이 균형을 이루면 질병이 없는 건강한 상태가 된다고 봅니다. 균형과 조화는 단순히 양적으로 같다는 것이 아닙니다. 필요한 것들이 필요한 만큼 적당히 고루 갖추어져 있고 이런 것들이 서로 잘 순환되는 것을 의미합니다.

또한 한의학은 개인 차이를 중시합니다. 사람마다 생긴 모습이 다르고 오장육부 역시 다르기 때문에 같은 증상이 나타나더라도 치료 방법이 달라야 한다는 것입니다. 그러나 많은 사람들이 자신의 몸속 상태는 전혀 고려하지 않고 피부에 좋다는 것을 무조건 따라 합니다. 몸속이 지나치게 냉한 사람이 단지 피부에 좋다는 이유만으로 생채소를 너무 많이 먹는다거나 물 대신 녹차를 하루 종일 마셔서 몸속 냉기를 가중시켜 오히려 피부 상태를 악화시키는 경우를 자주 봅니다. 지금 당장 피부를 좋게 만들기보다 깨진 몸속 균형을 어떻게 맞출 것인지가 장기적으로 더 중요한 문제입니다. 피부는 몸속 상태를 그대로 드러내고 있을 뿐이니까요.

피부 문제로 고민하는 많은 여성들이 가장 쉽게 간과하는 것, 그러나 가장 중요한 그

것은 바로 몸속 균형과 조화입니다. 특히 냉기와 열기의 불균형은 현대 여성들의 심각한 문제점 중 하나로, 피부 문제뿐 아니라 여러 가지 여성 건강 문제의 주범으로 지목받고 있습니다. 더욱이 스트레스와 인스턴트 식품, 인위적인 냉온 장치, 계절을 무시한 옷의 유행 등 현대를 사는 사람들의 생활습관은 냉기와 열기의 불균형을 더욱더 부채질하고 있습니다.

피부에도 '체질'의 개념이 존재합니다. 일반적으로 피부 타입을 겉 피부의 수분과 유분의 함량을 기준으로 건성, 중성, 지성 등으로 분류하지만 한의학에서는 피부 속으로부터 피부 겉으로의 균형과 조화를 중요시하는 '피부 체질'에 따라 냉체질 피부와 열체질 피부로 크게 구분하고, 이를 바탕으로 좀더 세부적으로 구분합니다. 그리고 피부는 체질에 따라 겉과 속을 관리해야 진정한 피부 미인으로 거듭날 수 있습니다.

이 책은 간단한 미용법에서부터 생활습관까지 몸속 균형과 조화를 찾을 수 있는 여러 가지 방법을 소개하고 있습니다. 자신의 체질에 맞는 방법을 선택해 매일 꾸준히 실천한다면 분명 좋은 결과를 기대할 수 있을 것입니다. 피부는 몸이 균형과 조화를 이루게 되면 저절로 아름다워지기 때문입니다.

한의사 김소형

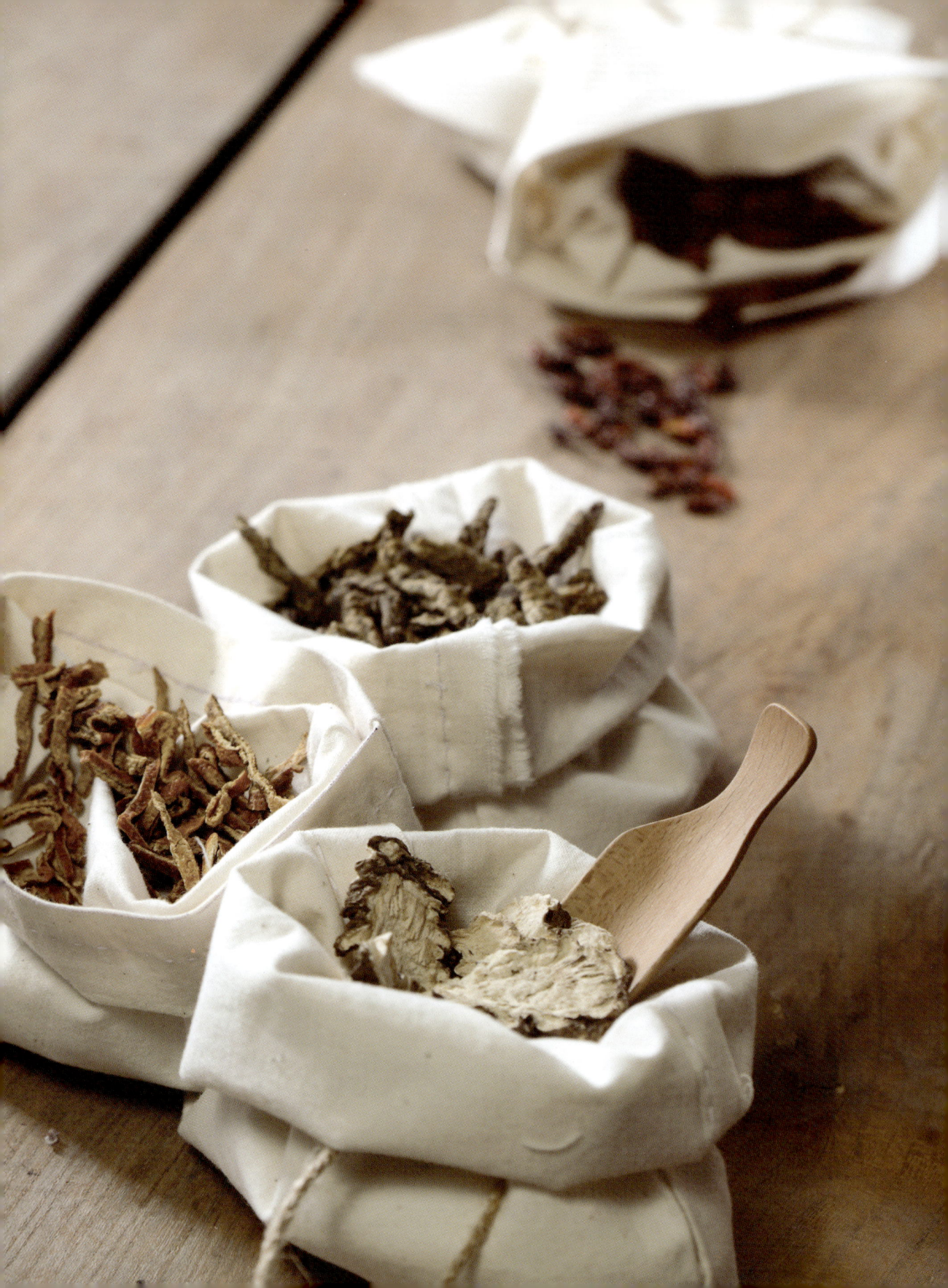

| 들어가기 전에 |

한방은 어떻게 피부 미인을 만드는가

한방 미용법과 자연 미용법은 다르다

한방에서 사용하는 재료는 아주 특별한 경우를 제외하고는 모두 자연에서 얻는 천연 재료들로, 대부분은 생활 속에서 쉽게 구할 수 있다. 그래서 전문적인 피부 관리를 받기 전 생활 속에서 유래된 방법들로 순수 피부를 관리하는 사람들이 많다. 실제로 많은 경우 이런 생활 속 피부 관리가 화장품을 두껍게 바르는 것보다 우수한 효과를 보여주기도 한다.

그중 가장 흔한 것이 생활 속 재료를 이용한 팩이다. 오이팩은 워낙 널리 알려진 것이고, 곡식으로 만든 팩도 많이 사용하고 있다. 황토도 건축재료로 사용되던 것이 팩으로 만들어져 히트 상품이 되었다. 이처럼 생활 속에서 쉽게 구할 수 있는 천연 재료들을 이용한 팩은 자신의 피부 상태에 따라 얼마든지 선택하고 조절할 수 있기 때문에 기성 제품보다 우수한 효과를 발휘하기도 한다.

요즘 인기를 끌고 있는 화장품을 보면 유기농이라든가, 자연주의 요법에 따라 천연 재료만을 사용했다든가, 먹는 재료를 얼굴에 발라야 한다든가 하는 식으로 '천연'이라는 단어를 마케팅 키워드로 사용하고 있다. 자연 재료에 포함되어 있는 피부에 좋은 성분을 얼굴에 바르고 마사지해주는 것만으로도 때로는 매우 놀라운 효과를 경험하기도 한다. 화학 제품 전성기에는 화장품의 제조 기술이 제품의 우수성을 나타내기도 했지만

지금은 얼마나 좋은 천연 재료를 얼마나 많이 사용했는가를 화장품 선택의 기준으로 삼고 있는 것이다.

하지만 한방 미용법과 자연 미용법을 같은 것으로 생각하는 것은 한방에 대한 이해가 부족한 데서 오는 발상이다. 한방에서 사용하는 재료가 천연 재료라고 해서 자연 미용법을 한방 미용법과 동일시하는 것은 마치 자신이 그린 그림이 어떤 유명 화가가 그린 그림과 같은 물감을 사용했으므로 같은 그림이라고 주장하는 것과 같다. 재료도 중요하지만 그 재료를 '어떻게' 사용했는지가 더 중요하기 때문이다.

음식을 먹을 때도 유기농 채소 위주의 채식만이 건강을 지켜주는 것은 아니다. 어떤 재료를 먹는지도 중요하지만 내 몸에 맞는 재료를 어떻게 선택하고, 그 재료들을 어떤 비율로 먹는가가 더욱 중요한 것이다. 그것이 이른바 음식 궁합인데, 한의학뿐만 아니라 서구에서도 음식 궁합은 매우 중요한 연구 주제가 되고 있다. 천연 재료라고 해서 전문 지식 없이 무작정 사용하는 것은, 때로는 화학 화장품을 사용하는 것보다 더욱 심각한 문제를 낳을 수도 있다는 걸 간과해선 안 된다.

피부는 몸속 건강을 반영한다

한방 피부 미용법의 가장 큰 특징은 피부를 '순환'의 개념으로 이해하고 관리한다는 데 있다. 피부에 문제가 생기면 대부분의 사람들은 겉으로 드러난 피부만 살피는 경우가 많고, 문제를 해결하기 위해서도 피부에만 관심을 기울인다. 낯빛이 검어지면 화이트닝 팩을 하고, 기미가 생기면 약물로 벗겨내며, 여드름이 올라오면 짜고 소독을 한다. 그러나 이런 식의 문제 해결은 일시적 효과만 있을 뿐이다. 화장으로 주근깨를 가리는 경우를 생각해보자. 감쪽같이 감추었다고 생각하지만 화장을 지우면 다시 눈앞에 주근깨가 나타난다. 문제가 해결된 것이 아니라 잠시 가려졌을 뿐이다.

한방에서는 피부를 '오장육부의 거울'이라고 한다. 그중에서도 얼굴의 피부는 오장육부와 직접 연결되어 있을 뿐만 아니라 몸속 상태를 가장 민감하게 드러낸다. 폐는 전반적인 피부 상태, 위장은 얼굴 피부, 입 주위 트러블은 생식기와 관련이 있다고 한다. 따라서 피부에 드러난 현상을 치유하기 위해서는 원인이 된 장기의 질환을 먼저 다스려야 한다. 한방에서 피부 문제를 치료하고자 할 때 대부분 먼저 내부 장기의 문제를 치료하는 약재를 함께 처방하는 이유이다.

피부는 몸의 일부라는 점을 잊어서는 안 된다. 몸이 건강하면 자연히 피부에도 영양과 수분이 적절히 공급되어 윤기가 흐르고 탄력이 생긴다. 물론 피부는 그 자체로서 건성, 지성, 복합성, 두껍고 얇은 유전적인 특징이 있지만 몸속 상태에 따라 더 큰 영향을 받는다. 따라서 피부 미인이 되기 위해서는 몸속부터 가꾸어야 한다. 몸속이 깨끗하면 피부도 자연히 깨끗해진다. 피부 건강을 위해서는 몸의 건강을 지키는 습관부터 들여야 한다. 이런 이유들로 한의학에서 피부 문제를 치료할 때는 약재를 복용하게 하는 동시에 침이나 뜸, 좌훈, 부항 등의 치료를 덧붙여 피부 문제의 근본적인 원인을 치료한다. 이와 함께 한방 재료를 이용한 클렌징, 팩, 마사지 등의 방법을 병행해 피부 외부에서 내부로 치료 효과가 전달될 수 있도록 한다. 한방 재료는 피부에 일시적으로 수분과 영양을 공급할 뿐만 아니라 세포 자체의 자생력을 높여주고, 장기적으로 피부의 자생력을 도와 앞으로 생길 수 있는 피부 문제까지 예방하는 효과가 있다.

작은 정성이 비싼 화장품보다 값지다
사람들은 값비싼 화장품을 바르고 최신 관리나 시술을 받으면 피부를 아름답게 변화시킬 수 있다고 생각한다. 물론 그렇게 하면 피부는 좋아진다. 레이저로 기미와 주근깨 같은 잡티를 없앨 수 있고, 스케일링을 하면 지저분한 각질이 제거되어 피부가 깨끗해지며, 박피를 하면 잔주름과 넓은 모공도 좋아진다. 그러나 단순히 각질 정리가 잘 되어 있고 잡티 하나 없다고 해서 아름다운 피부일까? 다소 잡티가 있더라도 피부 톤이 투명하고 환하게 빛나는 피부가 진정 아름다운 피부라고 정의하고 싶다.

    사람은 누구나 스스로 생(生)할 수 있는 기운, 즉 자생력을 가지고 있다. 자생력은 바

꾸어 말하면 자연 치유력이다. 건강한 피부일수록 피부 자체가 갖고 있는 자생력이 우수하기 때문에 굳이 약이나 화장품에 의존하지 않더라도 피부 자체의 능력으로 맑고 투명한 피부를 만들 수 있다. 그러나 현대인들은 과도한 스트레스와 인스턴트 음식 위주의 식습관, 잦은 술자리와 흡연, 화장품 및 피부 연고의 남용 등으로 피부 고유의 자생력이 점점 약화되고 있다. 그러다보니 화장품이나 박피 등 외부의 힘에 의존하게 되고, 이는 피부 자생력의 약화를 불러온다. 악순환이 반복되는 것이다.

아름다운 피부로 가꾸고 싶다면 피부 자생력을 키워야 한다. 노지에서 비바람 맞고 해충과 싸우며 자란 열매가 온실에서 곱게 자란 열매보다 영양가도 높고 맛도 좋다. 피부도 마찬가지이다. 값비싼 영양제만 듬뿍 바르고 시도 때도 없이 화학 약품으로 각질을 벗겨낸다고 해서 피부가 좋아지는 것은 아니다.

피부 자체의 자연 정화 시스템이 잘 가동될 수 있도록 건강하고 균형 잡힌 몸을 만드는 것이 중요하다. 피부 스스로 건강을 유지할 수 있도록 하는 것이 피부 관리의 가장 큰 목적이 되어야 한다. 이를 위해 몸속 건강을 잘 지키고 매일 깨끗하게 세안하며, 1주일에 한두 번은 한방 팩으로 지친 피부를 달래주는 게 좋다. 피부에 '관심'이란 물을 주고 '정성'이란 자양분으로 가꿔줘야 한다.

| 차 례 |

저자의 글 | 피부도, 몸도 모두 건강한가요? •04
들어가기 전에 | 한방은 어떻게 피부 미인을 만드는가 •08

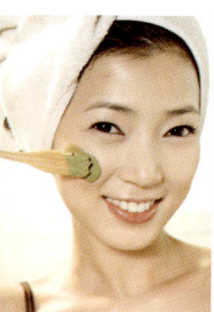 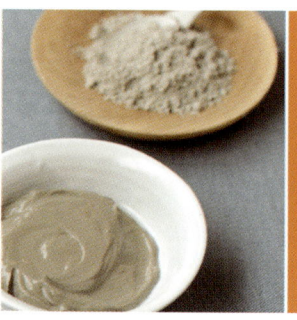 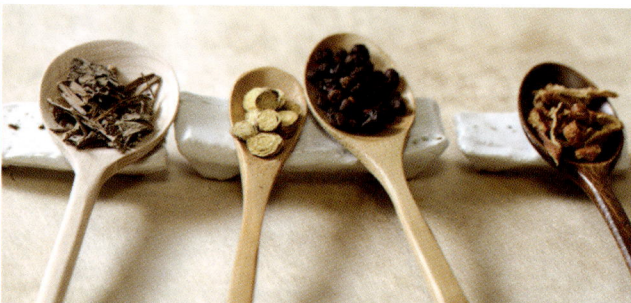

PART 1
몸속을 다스리면
피부 미인이
될 수 있다

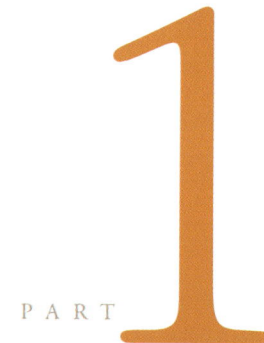

지금 당신의 몸속은 안녕한가요? •22
몸속의 냉기와 열기가 의미하는 것 | 총천연색 체열표가 말해주는 것들

왜 몸속 균형과 조화가 깨질까? •28
냉열 조화를 깨뜨리는 요인들 | 과도한 냉기가 일으키는 증상들
과도한 열기가 일으키는 증상들

피부에도 체질이 있다 •34
몸이 차가워지면 피부도 나빠진다 | 내 피부는 어떤 체질일까?
냉체질 자가 진단표 | 열체질 자가 진단표 | 몸은 차갑지만 열증이 있다면?
냉열체질 자가 진단표

한 달 관리로 피부 미인이 된다 •42
피부 체질에 따라 피부의 겉과 속을 관리한다
귀족 피부로 만드는 쉽고 특별한 방법

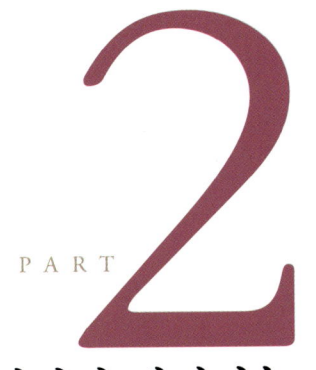

PART 2
매일매일 예뻐지는 한방 데일리 케어

1년 내내 창백하고 건조하다
냉체질 피부 46

하루 10분에 끝내는 데일리 스킨케어 • 48
깨끗한 피부를 위한 곡식 클렌징 | 피부를 건강하게 하는 한방 세안
주름 없이 탱탱한 피부를 위한 3분 페이스 요가 | 맑고 투명한 피부를 위한 경혈 지압

특별한 정성, 요일별 스킨케어 • 56
월요일_ 죽염 딥클렌징 | 화요일_ 천연 보습 꿀팩 | 수요일_ 생강 족욕
목요일_ 발 마사지 | 금요일_ 달걀노른자팩

Special tip 계절별 피부 관리법 | 아름다워지는 한 달 뷰티 스케줄

여드름이 잘 생기고 번들거린다
열체질 피부 62

하루 10분에 끝내는 데일리 스킨케어 • 64
깨끗한 피부를 위한 곡식 클렌징 | 피부를 건강하게 하는 한방 세안
주름 없이 탱탱한 피부를 위한 3분 페이스 요가 | 맑고 투명한 피부를 위한 경혈 지압

특별한 정성, 요일별 스킨케어 • 72
월요일_ 흑설탕 스크럽 | 화요일_ 율피팩 | 수요일_ 복부 마사지
목요일_ 두피 스크럽 | 금요일_ 알로에팩

Special tip 계절별 피부 관리법 | 아름다워지는 한 달 뷰티 스케줄

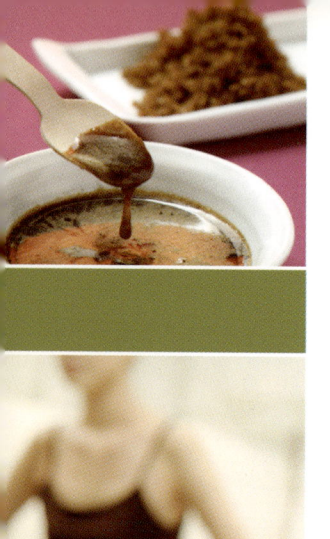
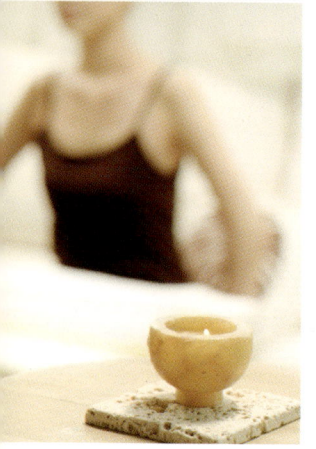

피부가 예민하고 트러블이 많다
냉열체질 피부 78

하루 10분에 끝내는 데일리 스킨케어 • 80
깨끗한 피부를 위한 곡식 클렌징 | 피부를 건강하게 하는 한방 세안
주름 없이 탱탱한 피부를 위한 3분 페이스 요가 | 맑고 투명한 피부를 위한 경혈 지압

특별한 정성, 요일별 스킨케어 • 88
월요일_ 달걀흰자 딥클렌징 | 화요일_ 해초팩 | 수요일_ 익모초 반신욕
목요일_ 하얀색 좁쌀 면포 짜기 | 금요일_ 전신 샤워 마사지

Special tip 계절별 피부 관리법 | 아름다워지는 한 달 뷰티 스케줄

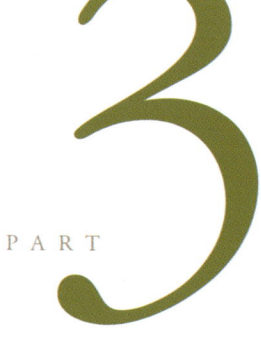

PART 3
문제성 피부를 위한 특별 한방 팩

청결한 피부로 되살아난다
여드름 100

여드름에 좋은 5가지 한방 팩 • 102
염증성 여드름에 탁월한 삼백초팩 | 살균과 진정 효과가 뛰어난 어성초팩
피지 흡수 작용이 뛰어난 메밀팩 | 열체질의 화농성 여드름에 좋은 알로에팩
피부를 청결하게 해주는 맥반석팩

그 밖의 방법들 • 107
등 여드름 치료에 효과적인 박하 목욕 | 열기를 내려주는 아이스 스킨토너 팩

눈처럼 하얀 피부로 만든다
미백 108

미백에 좋은 5가지 한방 팩 • 109
투명하고 하얀 피부 상백피팩 | 우윳빛 피부로 만들어주는 녹두팩
피부에 좋은 비타민A가 풍부한 당근팩 | 미백 효과가 뛰어난 비타민 C의 보고 오렌지팩
칙칙한 피부를 투명하게 사과팩

그 밖의 방법들 • 114
장 해독에 좋은 주말 단식 | 온열 효과가 있는 약쑥 좌욕
피부에 휴식을 주는 라벤더 얼굴 스팀 마사지

맑고 투명하게 가꾼다
기미 & 잡티 116

기미 & 잡티에 좋은 5가지 한방 팩 • 117
어혈성 기미와 잡티에 좋은 천궁팩 | 피부를 윤기 있고 생생하게 작약팩
부작용 없는 뛰어난 미백 효과 도인팩 | 멜라닌 색소 형성을 억제하는 백강잠팩
피부 대사를 촉진하는 시금치팩

젊고 탄력 있는 피부가 된다
노화 & 주름 122

노화 & 주름에 좋은 5가지 한방 팩 • 124
잔주름 예방 효과가 뛰어난 참깨팩 | 피부에 활력을 불어넣는 더덕팩
10년 더 어려 보이는 피부 로열젤리팩 | 최고의 피부 영양제 검은깨팩
궁중 여인들의 피부 보약 인삼팩

그 밖의 방법들 • 129
주름 개선에 좋은 로즈우드 오일 림프 마사지

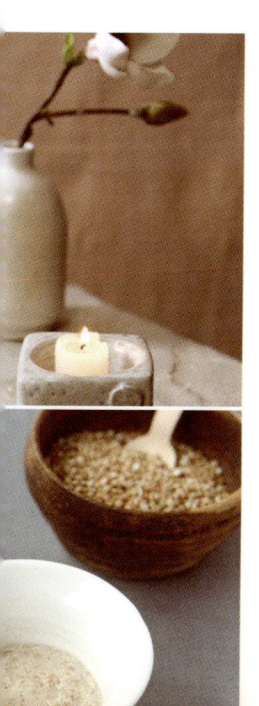

피부가 촉촉하고 윤이 난다
건조 & 각질 130

건조 & 각질에 좋은 5가지 한방 팩 • 131
미백과 각질 제거를 동시에 **살구씨팩** | 알긴산이 피부를 촉촉하게 **다시마팩**
모공의 때와 각질을 제거하는 **흑설탕팩** | 비타민과 미네랄이 풍부한 **아보카도팩**
트러블 없는 최고의 보습제 **바나나팩**

그 밖의 방법들 • 136
뭉친 기를 풀어주는 **향부자 얼굴 스팀 마사지** | 전신 피부가 건조할 때 **오트밀 보디 팩**
대중탕에서 가볍게 즐기는 **냉온욕**

열 독을 내리고 부스럼을 치료한다
아토피 138

아토피에 좋은 5가지 한방 팩 • 139
피부 가려움증을 완화하는 **고삼팩** | 아토피로 칙칙해진 피부를 맑게 하는 **감초팩**
열독을 내리고 피부를 재생시키는 **황금팩** | 열체질 아토피에 좋은 **우방자팩**
항균과 소독 효과가 뛰어난 **국화팩**

그 밖의 방법들 • 144
전신 아토피에 좋은 **백굴채 목욕** | 신체 면역력을 높여주는 **티트리 아로마 테라피**
머릿속 아토피를 위한 **차조기 두피 팩**

Special tip
여드름 한방 에스테틱 프로그램 | 미백 한방 에스테틱 프로그램
기미&잡티 한방 에스테틱 프로그램 | 노화&주름 한방 에스테틱 프로그램
건조&각질 한방 에스테틱 프로그램 | 아토피 한방 에스테틱 프로그램

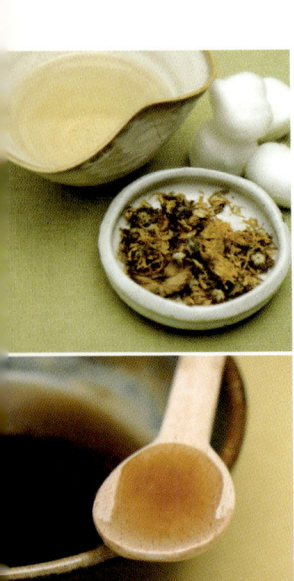

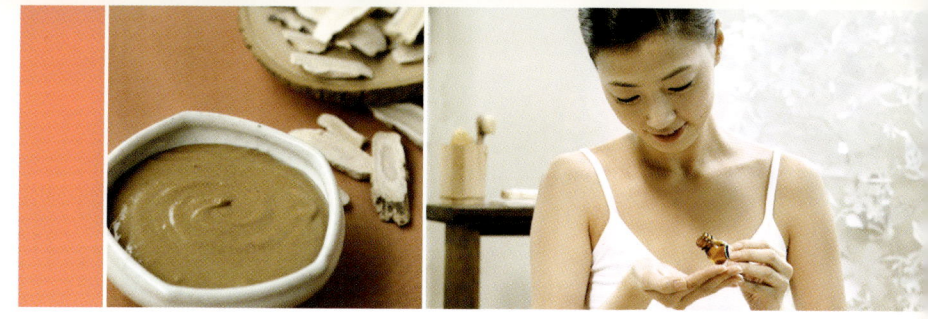

PART 4
아름다운 피부를 위한 뷰티 라이프

피부여, 날마다 꽃처럼 피어나라 • 152
좋은 피부를 만드는 5가지 습관 | 피부를 망치는 7가지 습관

백만 불짜리 피부 만드는 기초 손질법 • 158
클렌징 | 물 세안 | 화장품 바르기 | 팩 하기

피부 미인은 생활환경부터 다르다 • 160
내 피부에 맞는 생활환경 만들기 | 냉체질 피부에 맞는 생활환경
열체질 피부에 맞는 생활환경

예뻐지는 음식, 뷰티 푸드를 먹자 • 164
피부가 좋아하는 음식은 따로 있다 | 몸을 따뜻하게 만드는 음식
몸속 열기를 내려주는 음식

매일 마시는 한방차가 피부를 바꾼다 • 168
커피 대신 국화차를 마시자 | 냉체질 피부에 좋은 한방차
열체질 피부에 좋은 한방차

요가를 하면 피부가 좋아진다 • 174
혈액 순환을 돕는 전신 요가

피부 최대의 적, 스트레스를 다스려라 • 176
피부 질환의 40%는 스트레스와 관련 있다

특별부록 상황별 긴급 처방 팩 30가지 | 한방 팩 재료 구입처

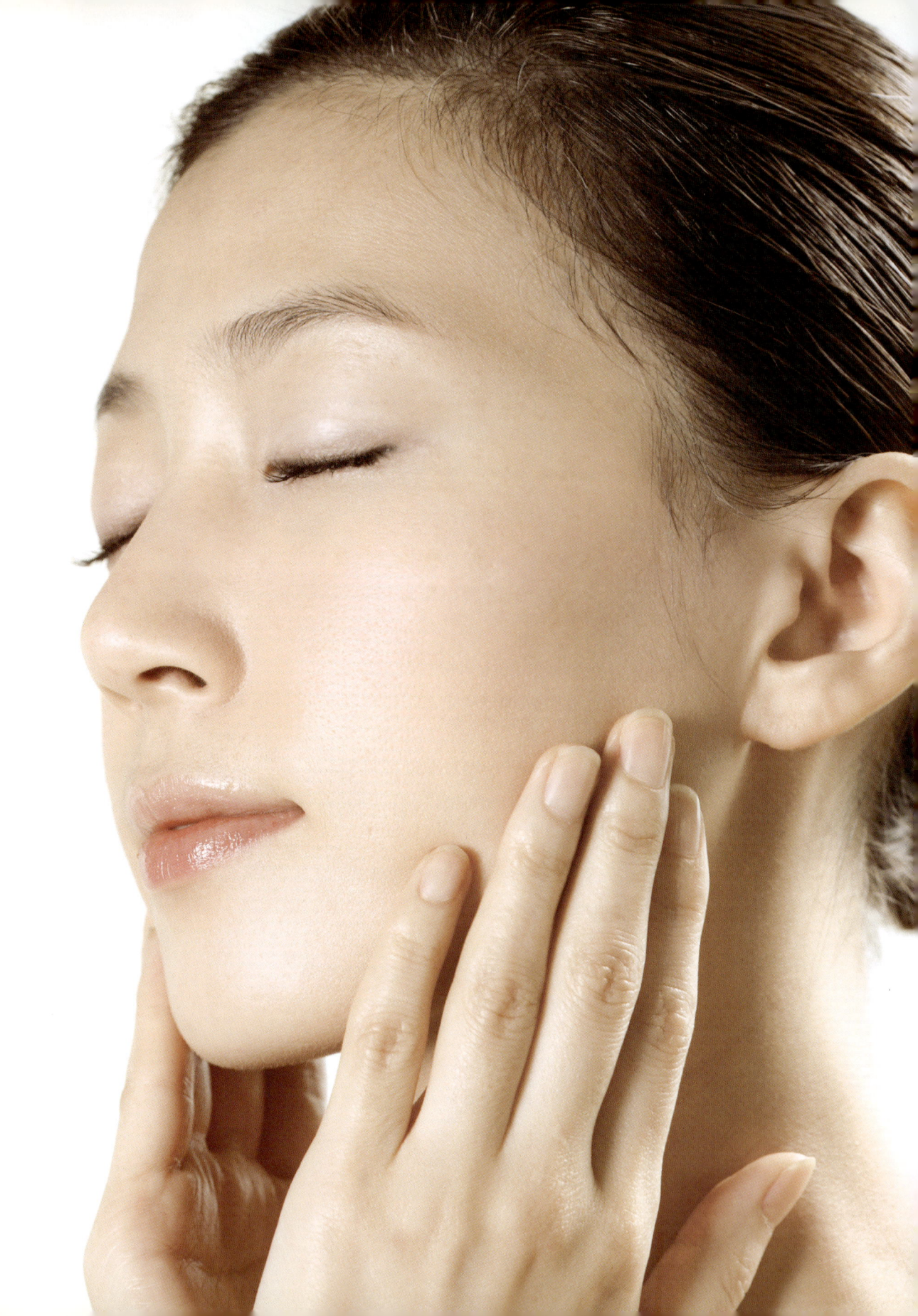

PART 1

몸속을 다스리면
피부 미인이 될 수 있다

맑고 투명한 피부를 갖고 싶다면 먼저 몸속부터 챙길 것.
특히 몸속의 냉기와 열기를 잘 다스리면 혈색이 좋아지고 건강한 피부를 유지할 수 있다.

지금 당신의 몸속은 안녕한가요?

몸속의 냉기와 열기가 의미하는 것

동서고금을 아울러 내려오는 건강 격언 중에 '두한족열(頭寒足熱)'이란 말이 있다. 말 그대로 두한(頭寒), 머리는 차갑게 하고, 족열(足熱), 발은 뜨겁게 하라는 뜻이다. 두한족열을 따르면 기혈 순환이 원활하게 이루어져 건강을 걱정할 것 없다고 한다. 이것은 차가운 기운은 아래로 내려가고, 뜨거운 기운은 위로 올라가는 성질에 기인한 것인데, 이와 같이 하체가 따뜻하고 상체가 시원하면 따뜻한 기운과 차가운 기운의 순환이 자연스럽게 이루어져 건강하다는 것이다.

상체와 하체의 냉열 균형뿐 아니라, 몸의 겉과 속의 냉열 균형도 중요하다. 흔히 감기 몸살에 걸리면 몸은 불덩이처럼 펄펄 끓어오르면서도 동시에 몸이 떨릴 정도로 한기를 느낀다. 감기로 인한 열은 몸속의 뜨거운 열이 아니라, 몸속에 침입한 차가운 기운, 즉 냉기가 원인이기 때문이다. 그래서 민간요법에서는 감기에 걸렸을 때 이불을 뒤집어쓰고 땀을 푹 내거나 열을 발산하는 음식을 섭취해 몸속 냉기를 없애는 데 중점을 둔다.

이처럼 열기와 냉기는 단지 손발이 차다거나 얼굴이 달아오른다거나 하는 식의 차갑고 뜨겁게 느껴지는 증상만을 뜻하는 것이 아니다. 상체와 하체, 몸의 겉과 속, 오른쪽과 왼쪽 등 몸 전체를 놓고 봤을 때 얼마만큼 균형을 이루고 있는가 하는 문제이다. 차가운 물과 뜨거운 물을 섞으면 마시기 좋은 미지근한 물이 되는 것처럼, 냉기와 열기가 원활히 순환되어야 상하좌우 냉열이 균형을 이루어 몸은 이상적인 상태가 된다.

총천연색 체열표가 말해주는 것들

병원을 찾은 환자들에게 기초진료로서 행하는 검사 중에 적외선 한열 진단 검사법이 있다. 피부에서 자연적으로 방출되는 극미량의 적외선을 감지해 아픈 부위나 질병 부위의 미세한 체열 변화를 컬러 영상으로 보여주는 검사인데, 이 검사를 하면 전신의 혈액 순환 상태나 오장육부의 순환 상태, 자궁 질환 유무, 스트레스에 의한 여러 증상 등을 알 수 있어 한방에서 많이 이용되고 있다. 영화에서 적외선 탐지기를 이용해 깜깜한 건물 안, 혹은 수풀 뒤에 숨은 적을 찾아내는 것을 본 적이 있을 것이다. 이때 보면 사람의 몸에서 발생하는 열로 인해 인체의 윤곽이 고스란히 드러난다. 이 원리를 의료용으로 이용한 것이라고 보면 이해가 쉽다.

환자들 대부분은 검사 후 총천연색으로 울긋불긋한 자신의 체열표를 받아들고 깜짝 놀란다. 자신의 체열표가 표준이 되는 체열표와 너무나 다르기 때문이다. 가장 이상적인 체열표는 붉거나 파란 부위가 거의 없이 연두색과 노란색이 주를 이루는 것이다. 그러나 대부분의 사람들은 붉고 파란 부위가 선명한 체열 분포를 보인다. 사람에 따라서는 온몸이 새파랗거나 새빨간 극단적인 경우도 있다.

그렇다고 새빨갛게 나타난 부위는 37.5도보다 높고, 파랗게 나타난 부위는 37.5도보다 낮은 건 아니다. 촬영된 영상에 드러나는 색은 그 부위의 절대적인 온도 분포를 나타내는 것은 아니라, 상하좌우의 상대적인 온도 분포를 나타낸다. 한마디로 상대적으로 차가우면 파란색, 상대적으로 뜨거우면 붉은색을 띠는 것이다. 냉기와 열기가 온몸에 골고루 분포되지 못하고 특정 부위에만 집중된 결과라고 할 수 있다.

이와 같이 냉기와 열기의 균형이 깨지면 우리 몸에 여러 가지 증상이 나타날 수 있고, 때에 따라서는 심각한 병을 불러올 수도 있다. 그러나 많은 사람들은 냉기와 열기를 단지 생활하기에 불편한 증상 정도로만 생각하는 경향이 있다. 피부 질환과 부인과 질환으로 내원한 A와 스트레스로 인한 근육통과 피부 질환을 호소한 B, 화농성 여드름과 비만의 문제를 겪고 있던 C. 이 세 명 역시 자신들이 느끼던 냉기와 열기를 심각하게 생각하지 않았다. 그러나 몸속의 냉기와 열기의 불균형을 다스리자 건강은 물론, 피부 질환도 호전되는 것을 보고 그들 스스로 놀라움을 금치 못했다.

백색 여드름과 손발 냉증이 심한 A (21세 · 학생)

얼굴이 창백하고 피부가 건조해 보이는 한 여성 환자가 내원했다. 양쪽 볼과 입술 주변에는 백색 여드름이 심하게 돋아 있었다. 환자는 소화가 잘 안 되고 자주 체하며 복통과 설사가 있다고 호소했다. 또 소변을 지나치게 자주 보며 냉이 심하다고 했다. 그러면서 이런 증상의 호전과 함께 피부도 좋아지게 해달라고 부탁했다.

체열 분포를 보니 복부와 손발의 냉기가 심했다. 소화기가 약하고 차가우니 찬 것을 조금만 먹어도 배가 아프고 설사를 할 수밖에 없었다. 그리고 위장 기능이 떨어지면 혈액 순환이 원활하지 않아 피부 트러블도 자연스럽게 따라온다.

우선 몸속의 냉기를 없애야 했다. 인삼, 백출, 건강(말린 생강) 등이 포함된 약을 처방하여 소화기를 따뜻하게 해주었고, 비위가 너무 차가워서 몸이 냉해진 경우이므로 찬

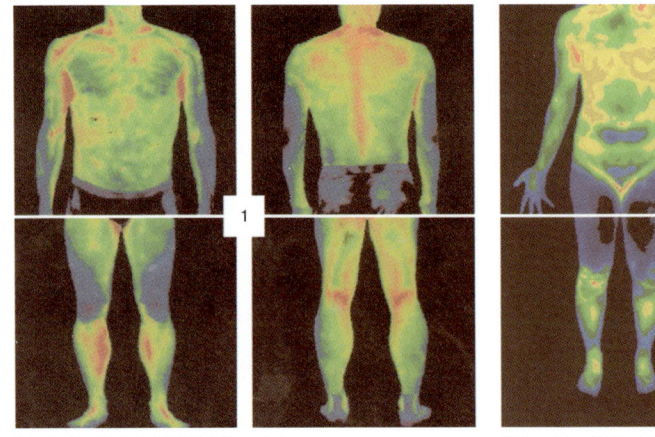

1 적외선 한열 진단 검사법의 표준 체열표

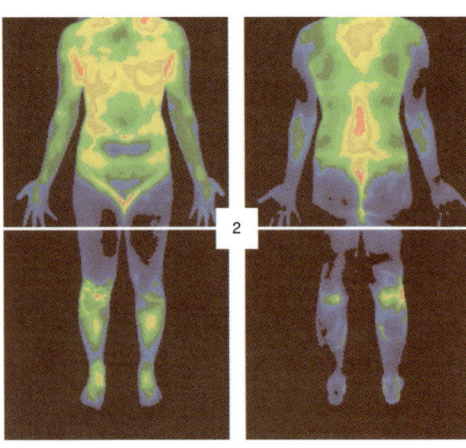

2 과도한 냉기 타입의 체열표

음식을 조심하도록 주의시켰다. 또한 소화불량을 일으킬 수 있는 밀가루 음식을 되도록 피하게 했고, 소화기가 약한 경우 팔다리를 크게 흔들어주면 소화에 도움이 되므로 걸을 때 항상 팔다리를 충분히 흔들면서 걷도록 했다.

두 달여 만에 소화기와 손발의 냉증이 상당히 호전되었으며, 자연스럽게 복통과 설사, 소화불량도 완화되었다. 이로 인해 창백했던 얼굴에도 화색이 돌고 생리통도 나아졌다. 몸속, 특히 소화기의 냉기를 집중 관리함으로써 몸의 건강과 함께 피부의 아름다움도 되찾은 경우이다.

스트레스성 뾰루지와 냉·열기가 불균형한 B (33세·직장 여성)

병원을 찾는 여성들 중 많은 경우가 냉체질이면서도 열증을 호소한다. 스트레스성 여드름으로 병원을 찾은 이 여성 역시 열증이 있었지만 냉체질이었다. 얼굴에는 면포성 여드름이 모래를 뿌려놓은 듯 오돌토돌하게 솟아 있었고, 덥지 않은 실내에서도 얼굴이 쉽게 달아올랐다. 또한 소화가 잘 안 되고 소변을 자주 보며 변비와 설사가 교대로 발생하는 과민성 대장증도 있었다.

체열표를 보니 역시 냉열 부위가 확연하게 나뉘어 있었다. 손발과 아랫배에 파랗게 냉기가 나타났고, 양 어깨와 뒷목, 양 옆구리에 빨갛게 열기가 몰려 있었다. 이 환자의 소

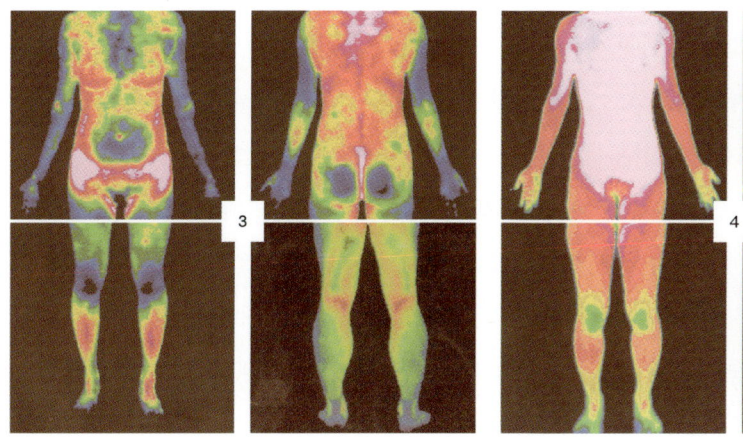
3 냉기와 열기의 불균형 타입의 체열표

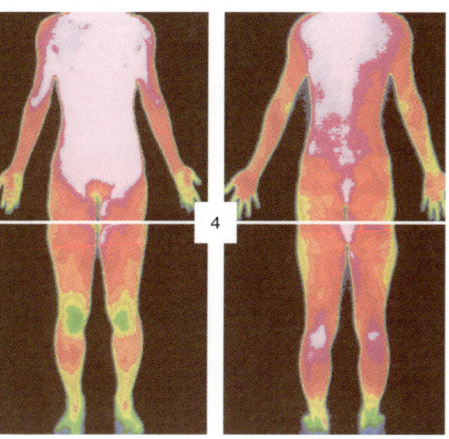
4 과도한 열기 타입의 체열표

화기 문제는 아랫배의 냉기로 인한 것이고, 상체와 피부에 느껴지는 열감이나 혓바늘이 자주 돋는 증상 등은 피로 누적 및 기혈이 머리 쪽으로 치밀어올라 나타나는 것으로 진단되었다.

과도한 스트레스로 장기간 정신적 자극을 받으면 간기(肝氣, 간의 정기)가 울결(鬱結, 기혈이 한 곳에 몰리는 현상)되는데 이렇게 되면 두통과 어깨 통증이 발생하고 자주 짜증이 나면서 옆구리가 아프기도 한다. 또한 생리 시 생리통과 유방통이 발생하고 생리혈이 핏덩어리로 뭉쳐 나온다. 이러한 간기울결이 오래 지속되면 열이 형성되어 그 증상이 점점 심해진다.

우선 간기울결을 풀어주는 약을 처방했다. 또한 규칙적인 운동을 통해 스트레스를 해소하고, 기혈 순환이 잘 될 수 있도록 마음의 여유를 가지라고 조언했다. 마지막으로 손발과 하체는 차갑고 상부는 뜨거운 상열 하한증의 개선을 위해 족탕을 권유했다. 특히 상열 하한증은 평소 더운 곳에서 일하면서 체온 조절을 잘 못했을 경우에도 발생하며, 지나친 긴장과 스트레스를 받았을 때나 찬 음식과 밀가루 음식을 즐겨 먹어 소화력이 떨어진 경우에 발생하기도 한다. 현대인의 생활습관과 밀접한 관계가 있는 증상이라고 할 수 있다.

칙칙한 얼굴빛에 열기가 과도한 C (26세 · 직장 여성)

검붉고 칙칙한 얼굴빛에 여기저기 여드름이 곪아 있는 한 여성이 찾아왔다. 얼굴에 유분이 많아서 화장이 번져 있었다. 변비가 심했고 몸에 열이 많았으며, 유난히 얼굴과 손발에 땀이 많은 편이었다. 그녀는 평소 여드름과 종기가 잘 난다고 했다.

체열 검사 결과 손발과 흉복부 등에 전체적으로 붉은색이 나타났다. 전신에 걸쳐 열기가 꽉 찬 환자임을 알 수 있었다. 스스로도 더위를 많이 타고 갈증이 심해 한겨울에도 찬물을 벌컥벌컥 마신다고 했다. 술을 마시기라도 하면 열기가 더욱 심해져서 옷을 다 벗고 선풍기를 틀어놓아야만 잘 수 있을 정도로 열기가 심한 상태였다. 열만 제거해도 많은 증상이 개선될 수 있는 경우였다.

과도한 열을 내리고 갈증을 없애주는 처방과 함께 피부 염증과 열을 다스리는 약재들을 배합하여 처방했다. 평소 열이 많은 사람은 기름진 음식과 매운 음식을 좋아하고 술을 잘 마시며 폭식과 다식을 하는 경우가 많다. 이런 것들은 체내의 열을 더욱 조장할 수 있으므로 피하도록 하고, 대신 열을 내려주는 보리차와 녹차를 수시로 마시도록 권유했다. 그리고 에스테틱을 통해 피부의 열을 내려주는 한방 팩과 몸속에 쌓인 독소를 배출하는 장 해독 요법을 실시했다. 그 결과 커다랗던 여드름이 호전되고 변비가 없어지면서 자연스럽게 살도 빠졌다. 과도한 열기를 끌어내린 결과였다.

몇 가지 사례이기는 하지만, 이를 통해 '한의학에서 피부는 맨 나중에 치료한다.'는 말의 의미를 알 수 있다. 즉 피부 트러블은 그 근본 원인을 없애주면 자생력이 생겨 저절로 좋아지게 된다.

냉기와 열기, 이 두 요소의 균형과 조화가 피부의 체질을 만든다. 나중에 좀 더 자세히 언급하겠지만, 냉기와 열기의 균형과 조화가 깨지면 그 열이 피부에 독소로 작용하여 여드름과 기미 등 각종 피부 문제를 일으킨다. 따라서 맑고 건강한 피부를 유지하고 싶다면 냉기와 열기가 균형을 이루도록 해야 하며, 이를 위해 피부 체질을 잘 알고 그에 맞게 관리를 해주어야 한다.

왜 몸속 균형과 조화가 깨질까?

냉열 조화를 깨뜨리는 요인들

낮에는 해가 있어 따뜻하고 밤에는 해가 없어 차가운 것이 자연의 이치이듯, 몸에 어느 정도 냉기와 열기가 있는 것은 자연스러운 현상이다. 그러나 열기가 있어야 할 곳에 냉기가 있고 냉기가 있어야 할 곳에 열기가 있어서 문제가 생긴다.

한방에서는 두한족열을 하면 몸이 수승화강(水乘火降)의 상태를 이루게 되어 건강하다고 본다. 수승화강이란 수승(水乘), 물은 올라가고, 화강(火降), 불은 내려온다는 뜻이다. 즉 신장의 물의 기운은 위로 올라가 심장의 불의 기운을 식혀주고, 심장의 불의 기운은 내려가 신장의 물의 기운을 덥혀주면 인체가 가장 조화로운 균형 상태에 이른다고 보는 것이다.

그런데 현대인은 두한족열과는 반대의 생활에 노출되어 있다. 책상 앞이나 TV 앞에 하루 종일 앉아 있고 인스턴트 음식과 밀가루 음식에 길들여져 있으며 각종 스트레스에 시달린다. 운동량이 부족한 하체에는 냉기가 고이고 인스턴트 음식과 밀가루 음식은 몸 속의 냉기를 가중시키며 스트레스는 머리 쪽으로 열기를 밀어올린다. 이렇게 되면 두한족열이 아닌 '두열족한'의 상태가 되는 것이다.

상체에 열기가 있고 하체에 냉기가 있으면 기의 흐름이 차단되어 인체에 각종 병증이 나타나게 된다. 뜨겁기만 한 상체에는 침침한 눈, 어지럼증, 안면 홍조, 가슴 두근거림

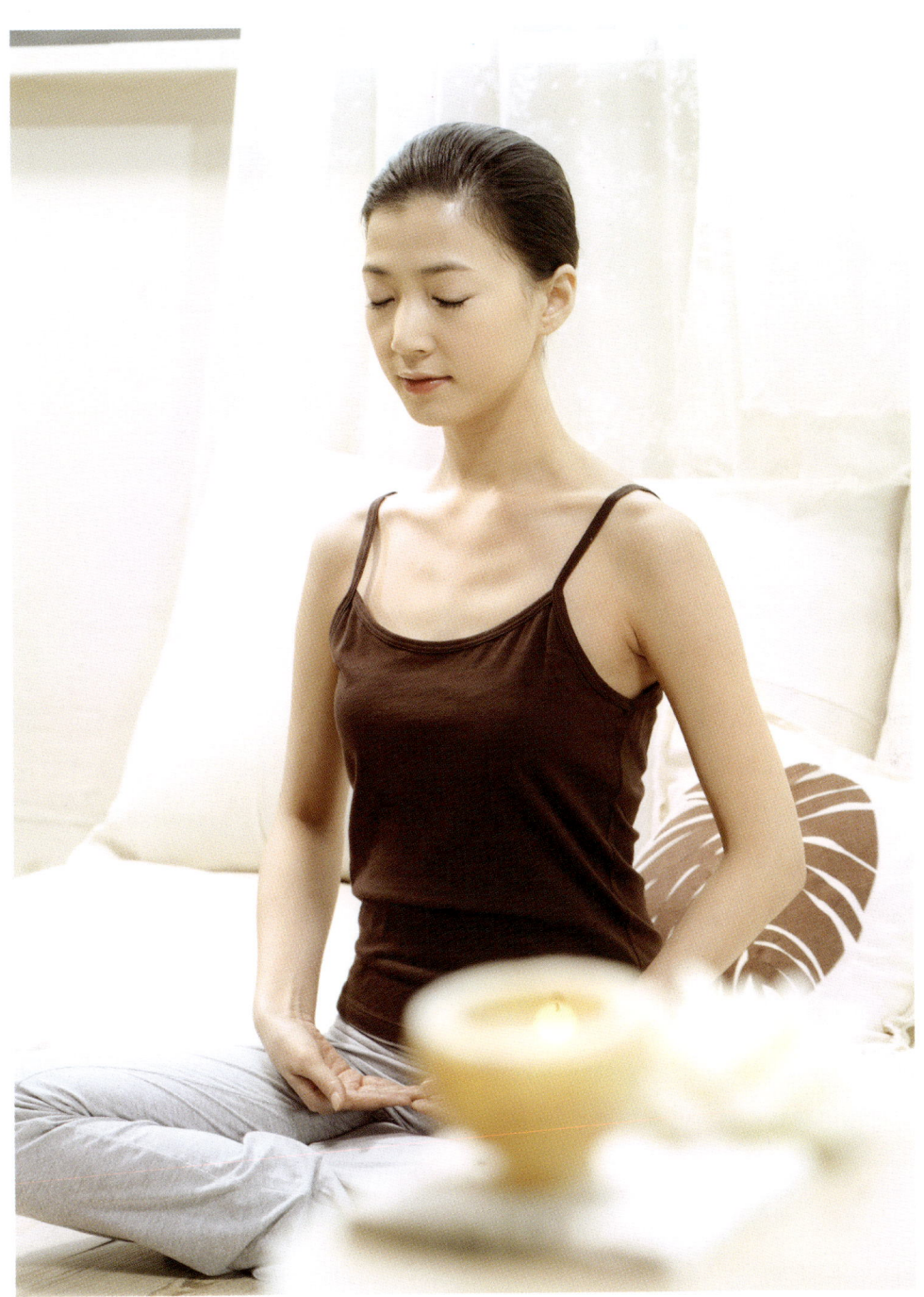

이 생기고, 차디찬 하체에는 각종 소화불량, 냉대하, 요통, 자궁 질환 등이 발생한다. 특히 여성에게는 이와 같은 상하 불균형의 신호가 일차적으로 자궁에 나타난다. 그리고 이러한 자궁의 이상은 여성의 각종 신체 질환과 피부 질환의 주요한 이유가 된다.

과도한 냉기가 일으키는 증상들

아랫배의 차가움 | 몸속에 냉기가 생기면 가장 먼저 집중되는 곳이 아랫배이다. 아랫배가 차가우면 복통이 발생할 수 있는데, 이를 한(寒)복통이라고 한다. 냉기 때문에 기 순환에 문제가 생겨 통증이 발생하는 것이다. 한복통은 배를 따뜻하게 하거나 손으로 만져주면 통증이 완화된다. 또한 배가 차가워지면 설사와 변비 증상을 보이는데, 평상시는 냉기로 장이 굳어서 변비가 나타나지만 냉기가 더욱 강해지면 설사로 나타나게 된다.

잦은 소변 | 아랫배에 있는 장은 소장과 대장인데 소장은 수분을 방광으로 보내는 역할을 한다. 아랫배가 따뜻한 경우에는 방광에 모여 있는 수분 중 맑은 기운은 아랫배의 열기로 인해 몸속으로 흡수되고 남은 탁한 기운만 소변으로 배출된다. 그런데 아랫배가 차가우면 방광에 있는 모든 수분이 소변으로 나오게 된다. 그래서 배가 찬 사람은 화장실을 자주 오갈 수밖에 없다.

뻣뻣한 등 | 냉기가 위로 올라가면 등 부위가 항상 뻣뻣하고 뻐근하다는 느낌을 받게 된다. 냉기가 등 근육을 뭉치게 하기 때문이다. 심해지면 척추를 중심으로 양쪽 등 근육의 차이가 발생하게 되는데 이렇게 되면 척추가 틀어져서 자세가 불편해진다. 더 심해지면 등 근육이 더욱더 불균형해지는 악순환이 이어진다.

허리 통증 | 허리가 아파 병원에 가서 엑스레이를 찍어봐도 별 이상이 발견되지 않을 경

우는 신장이 상해서 냉기가 뭉쳐 있는 것이 아닌가 의심해볼 필요가 있다. 신장의 냉기를 계속 방치하면 허리 디스크를 유발할 수도 있으므로 주의해야 한다. 허리가 유난히 차갑고 뼈가 한쪽으로 휘어져 있다면 디스크를 동반한 허리 통증으로 발전할 수 있다.

목의 경직 | 넓은 등을 타고 올라오던 냉기가 가는 목에 이르면 통로가 좁아져 냉기가 더욱 뭉치게 된다. 목에 냉기가 뭉치면 혈액 순환이 되지 않아 자연히 근육이 굳고 뻣뻣해진다. 피곤할 때 뒷목을 만져보면 딱딱하게 뭉쳐 있는 것을 발견하는데, 바로 이러한 이유 때문이다.

두통 | 냉기가 목을 지나 머리 쪽으로 올라가 쌓이기 시작한다. 이 증상이 오래 지속되면 머리가 경직되고 콕콕 쪼는 듯한 두통이 발생한다. 심해지면 차가운 바람만 맞아도 머리가 아파서 털모자를 쓰고 다녀야 하는 경우도 있다.

무릎 통증 | 냉기가 아랫배에서 하체로 내려가면 중간 기착지라고 할 수 있는 무릎에서 한 번 모이게 된다. 무릎에 냉기가 쌓이면 혈액 순환이 잘 이루어지지 않아 무릎이 차가워지고 주변 근육도 약해진다. 자연히 무릎 통증이나 다리의 통증이 발생한다.

과도한 열기가 일으키는 증상들

가슴 두근거림 | 어른들이 가끔 쓰는 말 중에 '피가 마른다.'라는 것이 있다. 이를 좀 더 쉽게 풀어보면 심하게 스트레스를 받는다는 말이다. 스트레스로 인해 피가 마르게, 즉 모자라게 되면 심장이 평소보다 심하게 운동을 하게 된다. 이런 과도한 심장 운동이 가슴을 두근거리게 하면서 뛰게 만드는 것이다.

피부 트러블   위로 올라온 열기가 마지막으로 모이는 곳이 머리이다. 열기가 머리에 이르면 더 올라가고 싶어도 올라갈 곳이 없다. 그래서 열기는 머리의 피부를 뚫고 밖으로 나온다. '열꽃이 피었다.'는 말이 바로 이런 경우이다. 이처럼 위로 치솟은 열기가 피부 트러블의 원인이 되는 것이다. 화농이 되거나 짓무르는 것도 대부분 과도한 열기 때문이다.

두통   오랫동안 컴퓨터 작업을 하거나 집중해서 일을 하다보면 어느 순간 머리가 아픈 걸 느낄 때가 있다. 기계도 너무 오래 사용하면 과도한 열로 작동이 멈춘다. 열 받았다는 말이 딱 맞는 상황이다. 뇌도 마찬가지이다. 시원해야 할 뇌가 장시간 일을 하면 열기에 감싸이게 된다. 뇌가 열이 나서 과부하가 된 상태, 이것이 두통이라고 할 수 있다. 이럴 때는 잠깐 뇌를 쉬게 하면서 열이 내리기를 기다려야 한다.

붉게 상기된 얼굴   심장의 화기가 치솟으면 얼굴에 열기가 많아지는데, 이 열기가 밖으로 드러나면 얼굴이 벌겋게 상기된다. 흔히 화를 잘 내고 불안, 초조해하는 사람에게서 붉은 얼굴을 많이 보게 된다.

탈모   머리를 '땅', 머리카락을 '풀'이라고 생각하면 이해가 쉽다. 땅이 너무 뜨거우면 풀이 말라 죽어버린다. 같은 이치이다. 머리에 열이 많으면 머리카락이 견디지 못하고 하나 둘 빠지기 시작한다. 탈모증이 있는 사람에게 모자나 가발을 착용하지 말라고 하는 것도 이 때문이다. 더워 죽겠는데 담요까지 덮는다면 어떻게 되겠는가.

눈의 피로   눈이 쉬이 피로하고 충혈이 잘 되며, 이유 없이 눈물이 흐르거나 눈에서 열이 느껴지는 것은 위로 올라온 열기가 눈을 침범했기 때문이다. 이렇게 되면 눈이 침침해지고 피곤함을 느끼게 된다.

답답한 가슴   옛날 어머니들은 울화가 치밀면 "아이고~ 내 가슴이야!" 하면서 손바닥으로 가슴을 두드리곤 했다. 이것은 한의학적으로 효과가 있는 행동이다. 손바닥으로 가슴을 두드리는 행동이 가슴에 뭉친 열기를 풀어주기 때문이다. 스트레스를 받거나 화가 나면 심장에 화기가 뻗쳐서 가슴을 뒤덮게 된다. 열기가 쌓이면 가슴이 답답하게 느껴지고 이 열이 더 올라가면 목을 자극해서 갈증을 일으킨다.

피부에도 체질이 있다

몸이 차가워지면 피부도 나빠진다

우리 몸의 모든 장기가 조화와 균형을 이룬 상태가 건강이라면, 반대로 병은 그 조화와 균형이 깨졌을 때 나타난다. 그리고 우리 몸에서 그 반응이 가장 빨리 나타나는 곳이 바로 얼굴이다. 건강한 사람은 얼굴빛이 좋고 윤기가 흐르며 흠잡을 데 없는 피부를 보여 준다. 반면에 냉열 조화가 깨져 기혈 순환이 원활하지 않은 사람은 피부빛만 봐도 대략 짐작할 수 있다. 피부가 바로 반응을 하기 때문이다.

몸속의 과도한 냉기는 얼굴빛을 창백하거나 누렇게, 또는 칙칙하게 만든다. 혈액 순환이 안 되니 피부에 탄력도 없고 윤기도 없다. 피부가 차갑게 굳어 있어 기혈 순환은 물론 영양과 수분 공급도 잘 이루어지지 않아 건성 피부처럼 거칠고 푸석푸석해진다. 또 피부로 발산하는 힘이 부족해져 허열로 인한 백색 여드름도 생길 수 있다.

그에 비해 몸속의 과도한 열기는 피부 밖으로 빠져나가려고 몸부림치는 과정에서 태열과 여드름 등 지방성 피부 질환을 일으킨다. 작고 단단한 여드름이 아니라 크고 붉게 곪는 여드름은 바로 열기가 원인이 되는 경우가 많다. 얼굴에는 항상 기름기가 많고 과도한 피지 분비로 모공이 막혀 여드름이 더욱 심해진다. 또한 노폐물이 많이 배출되어 피부가 지저분해진다.

결론적으로, 몸속의 과도한 냉기와 열기가 일으키는 기혈 순환 장애가 피부 문제의

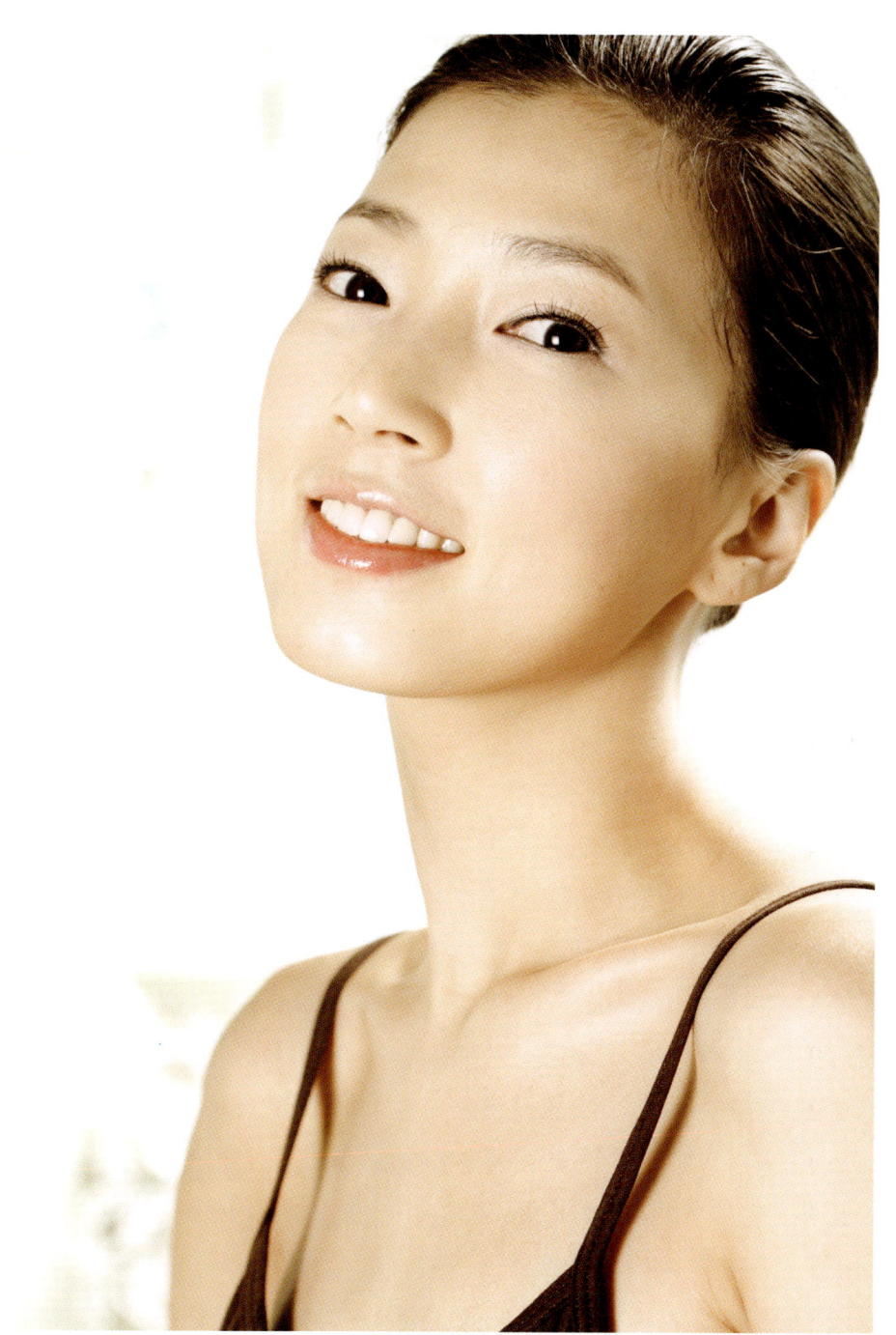

PART 1 몸속을 다스리면 피부 미인이 될 수 있다

시작이라고 할 수 있다.

한방에서 얼굴은 '오장육부의 거울'이라고 하여 얼굴의 각 부위를 살펴 오장육부의 좋고 나쁨을 판단한다. 눈 주위가 어둡고 탁하면 생식기 이상을 의심하고, 코가 붉어지거나 뾰루지가 자주 나면 폐와 기관지가 약해졌다고 할 수 있으며, 입술에 윤기가 없고 거칠다면 위장과 비장이 좋지 않은 증거라고 생각한다. 양 볼에 뾰루지가 많이 나거나 여드름이 심해지면 소화기에 문제가 있다고 판단한다. 특히 여성의 피부 트러블은 자궁과 관련이 많다. 자궁에 냉기가 있어 어혈이 쌓이면 생리 전 피부 트러블이 심해지고, 입술과 턱 아래쪽 부분에 여드름이 집중되는 경향이 있다.

아름다운 피부는 몸속 오장육부의 건강함에서 비롯되고 오장육부의 건강함은 원활한 기혈 순환이 기본이 된다. 그리고 원활한 기혈 순환을 위해서는 반드시 몸속 냉기와 열기가 조화와 균형을 이루어야 한다.

내 피부는 어떤 체질일까?

체질적으로 몸의 기운이 뜨거운 사람이 있는가 하면 차가운 사람도 있다. 이 기운의 차갑고 뜨거운 정도에 따라 냉체질과 열체질로 나눌 수 있는데, 피부도 체질을 따라가기 때문에 자신의 피부 체질을 잘 아는 것이 중요하다.

우선 냉체질과 열체질의 생리적 특징은 반드시 건강할 때를 기준으로 삼아야 한다. 병이 든 상태에서는 본래의 체질적인 특징이 왜곡되어 나타나기 때문이다. 일반적으로 냉체질은 항상 추위를 느끼고 몸이 차다. 찬 음식을 먹으면 소화가 안 되고 설사를 하는 경우가 많으며 여름보다 겨울을 싫어한다. 스스로 몸이 차다고 느끼지 않아도 냉체질일 수 있다. 반면 열체질은 본인 스스로 열이 많은 것을 느끼고 시원한 곳이나 찬 음식을 좋아하며 겨울보다 여름을 싫어한다.

좀 더 구체적으로 살펴보자. 냉체질은 대체로 호리호리한 사람이 많다. 소화가 잘 안

되고 변이 묽으며 간혹 설사를 하기도 한다. 추위를 많이 타고 땀도 별로 안 난다. 생리 양이 줄어들고 생리일이 늦어지는 경향이 있으며 생리혈도 까맣고 생리통도 있다.

반면 열체질은 혓바늘이 잘 돋고, 구강염 등 입병에 시달리는 경우가 많다. 눈이 충혈 되고 두통도 자주 일어난다. 열기가 심해지면 변비도 심해지는데, 배를 눌러보면 아주 딱딱하게 굳어 있기도 하다. 소변의 양이 적으며 색도 노랗고 진하다.

일반적으로 남자는 열체질, 여자는 냉체질, 서양은 열체질, 동양은 냉체질이 흔하다. 우리나라 여성의 70~80%는 냉체질이라고 볼 수 있다. 그러나 요즘은 스트레스나 섭취하는 음식 등으로 인해 냉열에 교란이 일어나서 냉체질이면서도 열증을 호소하는 사람이 많아지고 있다. 다음 페이지에 있는 자가 진단표를 통해 자신이 어떤 체질인지 알아보자. 전체 항목 중 절반 이상에 해당하면 그것이 곧 자신의 체질이라고 생각하면 된다.

한눈에 보는 냉체질 VS 열체질

	냉 체 질	열 체 질
체형	마른 체형	통통한 체형
피부 트러블	백색 면포성 여드름	화농성 여드름
피부 타입	건성 피부	지성 피부
혈압	저혈압	고혈압
더위 정도	에어컨을 싫어한다	더위를 싫어한다
음식 선호도	따뜻한 음식을 좋아한다	차가운 음식을 좋아한다
수분 섭취량	물을 잘 안 마신다	물을 자주 마신다
활동 성향	저녁 활동에 강하다	오전 활동에 강하다
장 문제	설사	변비

● 냉체질 자가 진단표 ●

- 항상 추위를 느끼고 몸이 차다. ☐
- 따뜻한 음료나 음식을 좋아한다. ☐
- 물을 잘 안 마신다. ☐
- 평소 땀을 잘 안 흘린다. ☐
- 소화 기능이 약하다. ☐
- 차가운 음식이나 채소쌈을 먹으면 설사를 한다. ☐
- 머리가 무겁고 어지럽다. ☐
- 어깨가 자주 결린다. ☐
- 알레르기 비염이 있다. ☐
- 감기에 걸리면 맑은 콧물과 재채기가 심하다. ☐
- 얼굴빛이 창백하거나 누렇다. ☐
- 피부에 탄력이 없고 윤기가 없으며 건성 피부이다. ☐
- 건선, 굳은살 등의 피부 질환이 잘 생긴다. ☐
- 전체적으로 마른 편이거나, 상체는 말랐는데 하체는 살집이 있는 편이다. ☐
- 어깨가 좁고 목이 가늘고 길다. ☐
- 평소에 아침잠이 많고 오후에 활동력이 강하다. ☐
- 저혈압이며 기운이 없고 어지러운 등 기능 저하 증상이 많다. ☐
- 변비보다는 설사가 잦고, 변비가 되어도 그다지 답답하거나 불편하지 않다. ☐
- 소변을 자주 보고 소변 색이 희고 맑으며 양이 많다. ☐
- 몸에 근육이 별로 없는 편이다. ☐
- 쉽게 피로를 느낀다. ☐
- 생리통이 심하다. ☐
- 생리혈이 검고 양도 적은 편이다. ☐
- 생리가 늦어지는 경향이 있다. 냉이 희거나 맑고 냄새가 없다. ☐
- 아랫배나 손발이 차다. ☐
- 질 내부가 건조하고 분비물이 적으며 불감증이 있다. ☐
- 꼼꼼한 성격이고, 스트레스를 받으면 잘 풀지 못한다. ☐
- 여름보다는 겨울을 싫어한다. ☐

● 열체질 자가 진단표 ●

- ˚ 스스로 열이 많다는 것을 느낀다. ☐
- ˚ 시원하거나 찬 음식을 좋아한다. ☐
- ˚ 겨울보다는 여름을 싫어한다. ☐
- ˚ 차가운 물을 자주 마신다. ☐
- ˚ 평소에 땀을 많이 흘리는 편이다. ☐
- ˚ 성격이 급하고 큰 소리로 화를 잘 낸다. ☐
- ˚ 얼굴이 검붉고 얼굴에 기름기가 많다. ☐
- ˚ 얼굴이나 몸에 종기나 부스럼 등이 자주 난다. ☐
- ˚ 피부 발진이 잦고 태열과 여드름 등 피부 트러블이 쉽게 생긴다. ☐
- ˚ 상열감으로 인해 가슴이 답답할 때가 많다. ☐
- ˚ 식욕이 매우 좋다. ☐
- ˚ 체격이 건장하다. ☐
- ˚ 조금만 움직여도 숨이 찬다. ☐
- ˚ 입 냄새 등 몸에서 냄새가 많이 나는 편이다. ☐
- ˚ 입과 코가 건조하다. ☐
- ˚ 혀가 붉다. ☐
- ˚ 잠이 적고 오전에 활동력이 강하다. ☐
- ˚ 고혈압, 비만, 당뇨 등 성인병이 있다. ☐
- ˚ 변비가 있고 변을 하루만 못 봐도 답답하여 어찌할 줄 모른다. ☐
- ˚ 소변을 자주 안 보고 양이 적으며 소변 색도 진하다. ☐
- ˚ 근육이 단단하고 체력이 좋다. ☐
- ˚ 생리통이 심하지 않다. ☐
- ˚ 생리혈이 붉고 양도 많은 편이다. ☐
- ˚ 생리가 빨라지는 경향이 있다. ☐
- ˚ 냉의 색이 누렇고 냄새가 많이 난다. ☐

몸은 차갑지만 열증이 있다면?

진료를 하다보면 냉체질로 보이는데 열증을 호소하는 경우가 의외로 많다. 내원한 여성 환자 중에 냉체질이 70~80% 정도라고 하면, 그중 70~80%는 냉체질이면서 열증을 함께 느끼는 사람이다. 냉체질이나 열체질이 어느 정도 타고난 체질적 기질을 기본으로 한다면, 냉증과 열증이 뒤섞인 냉열체질은 체질적 요인보다는 환경적 요인, 스트레스, 생활습관 등의 영향을 더 많이 받는다고 할 수 있다.

흔히들 냉열체질은 냉체질이 열증을 느껴 몸이 따뜻해지는 것이니 오히려 좋은 게 아닌가 생각할 수도 있다. 그러나 냉열체질의 열기는 냉기가 가속화되어 생기는 상대적인 허열(虛熱)의 개념이다. 허열은 말 그대로 몸이 허약해서 발생하는 열로 지나치게 과로했을 때나 굶거나 과식하는 것을 반복하여 소화기가 상했을 때, 또는 신경을 너무 많이 쓰거나 해서 기혈이 손상되었을 때 발생한다. 쉽게 말해 2000cc급 자동차에 1000cc 엔진을 장착하면 힘이 부족해서 자동차는 제 성능을 발휘하지 못하고 엔진도 자기 능력 이상으로 과열된다. 이때 발생하는 열을 허열이라고 할 수 있다. 따라서 허열은 진짜 열과는 차이가 있다.

여성들은 대부분 자신의 몸이 차갑다고 생각하기 때문에 열증이 있는 것을 자각하지 못하는 경우가 많다. 아랫배와 손발이 차면서도 오후가 되면 얼굴이 달아오른다거나 놀라지도 않았는데 가슴이 두근두근하고, 갑자기 추워졌다 더워졌다 한다면 허열이 있는 것으로 봐야 한다. 또한 열체질의 특징인 변비와 냉체질의 특징인 설사가 교대로 나타나기도 한다. 앞에서 설명한 냉체질의 특징을 공유하면서 아래와 같은 열증을 함께 느끼는 사람을 '냉열체질'이라 하여 따로 구분해보았다.

● 냉열체질 자가 진단표 ●

- 감정의 기복이 크다. ☐
- 금방 숨이 차고 체력이 달린다. ☐
- 추위를 많이 타지만 갑자기 열이 날 때가 있다. ☐
- 날씨가 추우면 손발이 차갑지만 여름에는 많이 차갑지는 않다. ☐
- 손발이 뜨거워서 겨울에도 손발을 차가운 곳에 내놓고 잔다. ☐
- 따뜻한 곳에 있으면 손발이 곧 따뜻해진다. ☐
- 피부가 창백하면서도 허열로 자주 붉어진다. ☐
- 아랫배가 차갑다. ☐
- 간혹 가슴이 답답하면 시원한 물을 먹는다. ☐
- 두통이 자주 온다. ☐
- 불면증이 있다. ☐
- 꿈을 많이 꾼다. ☐
- 손발이 저리거나 잘 붓는다. ☐
- 평소 저혈압이다. ☐
- 입속에 염증이 잘 생긴다. ☐
- 생리 불순, 생리통 등 생리 질환이 있다. ☐
- 생리 전 여드름이 심해진다. ☐
- 놀라지도 않았는데 자주 가슴이 두근거린다. ☐
- 한숨을 쉬면 편안하게 느껴진다. ☐
- 다른 사람들은 괜찮다는데 혼자만 더워서 얼굴이 화끈거린다. ☐
- 눈이 침침하고 피로가 눈으로 온다. ☐
- 뒷목이 뻣뻣하다. ☐

한 달 관리로 피부 미인이 된다

피부 체질에 따라 피부의 겉과 속을 관리한다

똑같은 음식을 먹어도 어떤 사람은 아무 해가 없는데, 어떤 사람은 변비나 여드름과 같은 피부 질환이 나타난다. 같은 음식이라도 어떤 체질을 가진 사람이 먹느냐에 따라 독이 되기도 하고 약이 되기도 하는 것이다. 그래서 한의학에서는 체질에 따라 자신에게 적합한 음식을 먹기를 권유한다. 이에 따르면 냉한 사람은 열기를 돋우는 음식을 먹어야 하고, 열한 사람은 열기를 내리는 음식을 먹어야 한다.

피부도 마찬가지이다. 피부 관리도 체질에 따라 달리해야 한다. 냉체질은 열기를 돋움과 동시에 냉기를 없애는 방법을 택해야 하고, 열체질은 열기를 가라앉히는 방법을 택해야 한다. 냉체질 중에서도 상열감과 허열이 있는 냉열체질은 허열을 내려 속은 따뜻하게 겉은 시원하게 다스려야 피부가 개선되는 효과를 얻을 수 있다. 누구나 좋다고 사용하는 피부 미용 재료와 방법들도 모두에게 다 좋은 것은 아니다.

진정한 피부 미인으로 거듭나려면 피부 표면은 물론 피부 속, 즉 이너 뷰티에도 신경을 써야 한다. 그리고 이너 뷰티는 당연히 체질에 맞춰 방법을 선택하는 것이 현명하다. 자신의 신체에 냉기가 몰려 있는 곳, 열기가 몰려 있는 곳을 파악한 다음 그곳을 집중적으로 관리해주면 피부까지 좋아지는 효과를 볼 수 있다.

냉체질이 신경 써서 온기를 보존해야 할 곳은 아랫배와 손발이다. 특히 아랫배는 몸속에서 냉기가 가장 나중에 사라지는 곳이다. 따라서 항상 아랫배를 따뜻하게 해주는 생활습관이 필요하다. 냉열체질은 열기가 상체로 올라가고 냉기가 하체로 내려와 골고루 순환되지 않는 사람이 많다. 그런 사람은 상체의 열기를 식혀주는 것만으로도 하체의 냉기가 위로 올라와 증상이 한결 개선되는 효과가 있다. 여기에 각 체질에 맞는 한방 약재를 복용한다면 효과는 배가될 것이다.

귀족 피부로 만드는 쉽고 특별한 방법

앞으로 소개할 여러 가지 이너 케어 방법은 냉체질, 열체질 모두에게 이로운 것들이다. 냉체질에 좋은 얼굴 지압이 열체질이라고 나쁠 리 없고, 열체질에 좋은 장 마사지가 냉체질이라고 나쁠 리 없다. 그러나 이 책에서는 최상의 효과와 효율성을 고려해 귀족 피부가 되는 한 달 피부 관리 프로그램을 만들어보았다. 최소한의 투자로 최대한의 결과를 얻을 수 있도록 자신의 체질을 알고 그 체질에 따라 아우터 케어와 이너 케어 프로그램을 실천하도록 했다. 이 프로그램은 냉체질을 열체질로 바꾸거나 열체질을 냉체질로 바꾸는 것이 아니라, 건강한 냉체질, 건강한 열체질로 생활하면서 좋은 피부로 가꾸어 나가는 게 주된 목표이다.

한 달이라는 기간은 최소한이다. 자신의 상태에 따라 이 기간은 줄어들기도 하고 늘어나기도 할 것이다. 한 가지 잊지 말아야 할 것은 체질은 타고나는 것이기 때문에 몇 달간의 노력만으로 완전히 바뀌지는 않는다는 것이다. 그리고 예전의 생활로 돌아간다면 냉열 불균형이 다시 시작될 것이 분명하므로 한 달의 프로그램이 끝난 후에도 냉체질, 열체질에 맞는 생활 패턴과 환경을 자연스럽게 만들어야 한다. 좋은 생활습관을 통해 꾸준히 몸속의 냉기와 열기의 조화를 이루어가는 것이 중요하다.

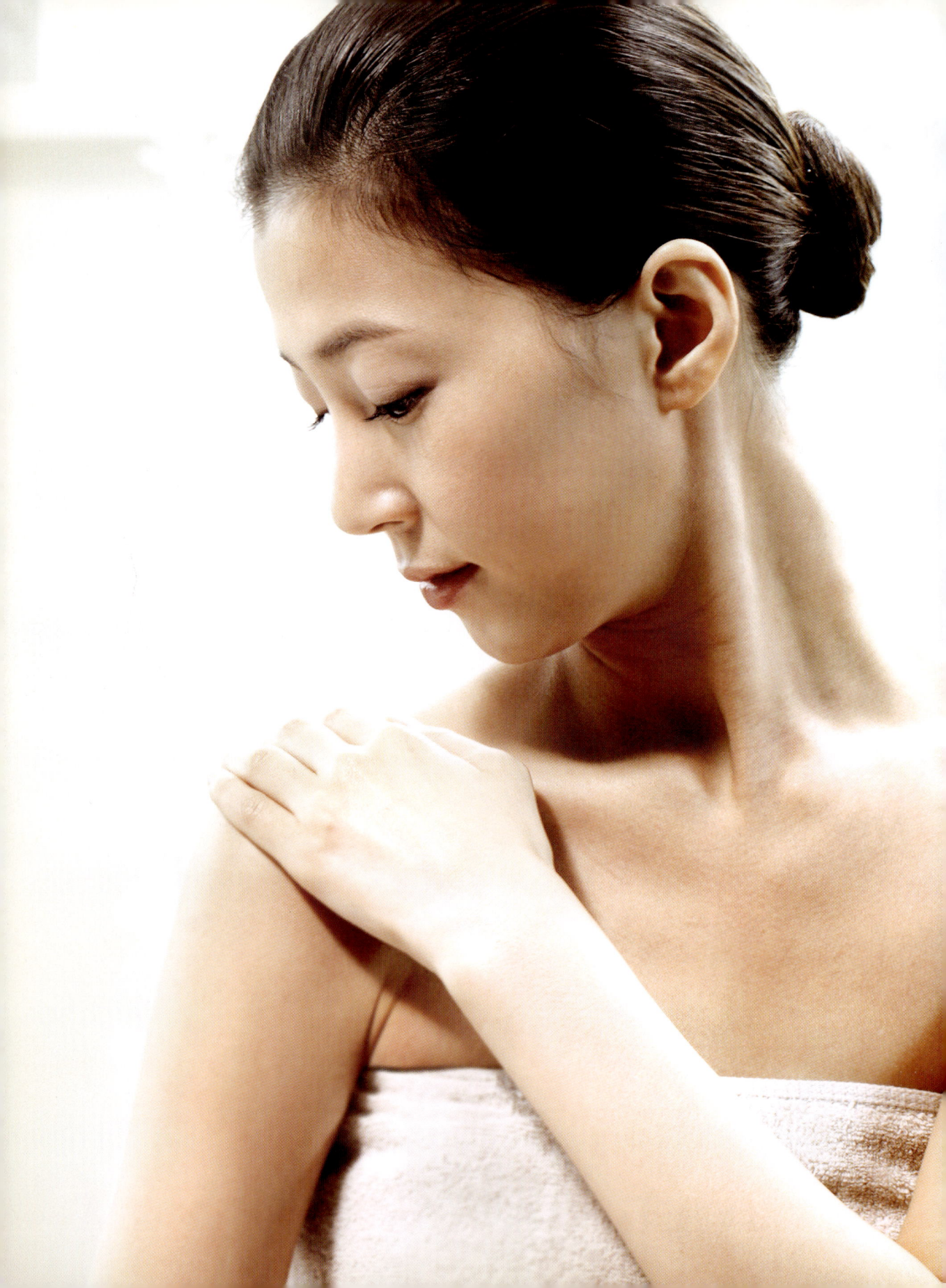

PART 2

매일매일 예뻐지는
한방 데일리 케어

매일매일 들이는 작은 정성이 피부를 크게 변화시킬 수 있다.
자신의 체질에 맞는 방법을 선택해 정성을 들여 꾸준히 관리해보자.

1년 내내 창백하고 건조하다
냉체질 피부

혈액 순환과 각질 제거를 세심하게

냉체질은 피부가 1년 내내 겨울이라고 할 수 있다. 평소 피부가 좋은 사람도 겨울이 되면 거칠고 푸석푸석해지게 마련이다. 이는 날씨가 추워지면 혈액 순환이 잘 이루어지지 않아 몸 구석구석까지 수분과 영양이 제대로 공급되지 않기 때문이다. 냉체질 피부도 마찬가지이다. 정도의 차이는 있지만 1년 내내 창백하고 건조한 느낌이 드는 피부라 할 수 있다. 또한 피부 두께가 얇으며 굳은살이 잘 생긴다.

냉체질의 경우 피부를 위해 근본적으로 힘써야 할 것은 혈액 순환이다. 혈액 순환이 잘 되어야 창백한 얼굴빛도 핑크빛으로 돌아오고 피부도 촉촉해지며 피부에 탄력이 생긴다. 심장에서 가장 먼 부위인 발을 마사지해주거나 족욕을 하면 몸 전체의 혈액 순환이 좋아져 피부도 좋아진다. 또한 얼굴에 마사지나 지압을 해주어도 얼굴빛이 좋아지고 피부가 부드러워진다.

대체로 건조 피부인 냉체질은 항상 각질 제거에 신경을 써야 한다. 건강한 피부는 적당하게 수분막이 씌워져 있어서 매끄럽고 부드럽다. 그러나 수분이 부족한 냉체질 피부는 각질이 쉽게 일어날 뿐 아니라 자연스럽게 떨어지지도 않는다. 꼼꼼한 클렌징을 통해 정기적으로 각질을 제거해주어야 한다.

피부에 수분과 영양을 공급하는 것도 중요하다. 냉체질은 혈액 순환이 원활하게 이루어지지 않아 피부 바로 밑까지 수분과 영양이 도달하기 힘들기 때문에 피부 겉에서 팩과 마사지로 수분과 영양을 공급해주어야 한다. 1주일에 한두번 정도 팩을 해주면 피부가 촉촉하고 부드러워질 것이다.

　냉체질 피부에는 성질이 따뜻한 재료가 잘 맞는다. 성질이 따뜻한 재료를 이용해서 클렌징을 하거나 팩을 하면 피부 밑 모세혈관이 확장되면서 혈액 순환이 잘 되기 때문이다. 다음에 소개하는 아우터 케어 재료들은 바르는 것은 물론, 음식물로 섭취해도 좋은 식품들이다. 바르고 먹으면서 몸속과 겉을 모두 따뜻하게 만들어보자.

냉체질의 1주일 피부 관리 스케줄

◆ 데일리 스킨케어

첫째, 깨끗한 피부를 위한 **곡식 클렌징과 세안**
둘째, 주름 없이 탱탱한 피부를 위한 **3분 페이스 요가**
셋째, 맑고 투명한 피부를 위한 **경혈 지압**

◆ 요일별 스킨케어

월요일　트러블 없는 피부를 위한 **죽염 딥클렌징**
화요일　촉촉한 피부를 위한 **꿀팩**
수요일　전신 혈액 순환에 좋은 **족욕**
목요일　피로 회복에 효과적인 **발 마사지**
금요일　거친 피부에 영양을 주는 **달걀노른자팩**

냉체질

"세안부터 지압까지 하루 10분!"
데일리 스킨케어

천연 재료를 사용해 피부에 영양과 수분을 주고 마사지를 통해 혈액 순환을 촉진하면 피부 온도가 올라가서 촉촉하고 부드러운 피부가 된다. 미지근한 물보다는 좀 더 따뜻한 물로 세안을 하는 것이 좋다.

깨끗한 피부를 위한
곡식 클렌징

매일 저녁 세안할 때 곡식 가루를 클렌징제에 섞어 사용하면 피부 표면의 묵은 각질이나 모공에 쌓인 때를 자극 없이 벗겨낼 수가 있다. 1주일에 한두 번 곡식 가루를 물이나 요구르트에 개어 가볍게 얼굴 마사지를 해주어도 좋다. 단, 곡식 가루의 경우 모공을 막을 위험이 있고, 입자가 곱지 않으면 피부에 상처를 남길 수 있으므로 주의해야 한다.

콩가루
콩은 최고의 영양식품이자 최상의 미용 재료이다. 콩은 단백질과 비타민을 풍부하게 함유하고 있어 피부를 매끄럽고 윤기 있게 가꾸어준다. 또한 콩에 들어 있는 사포닌이 모공 속 노폐물과 피지를 씻어주어 피부를 맑고 깨끗하게 만들어준다.

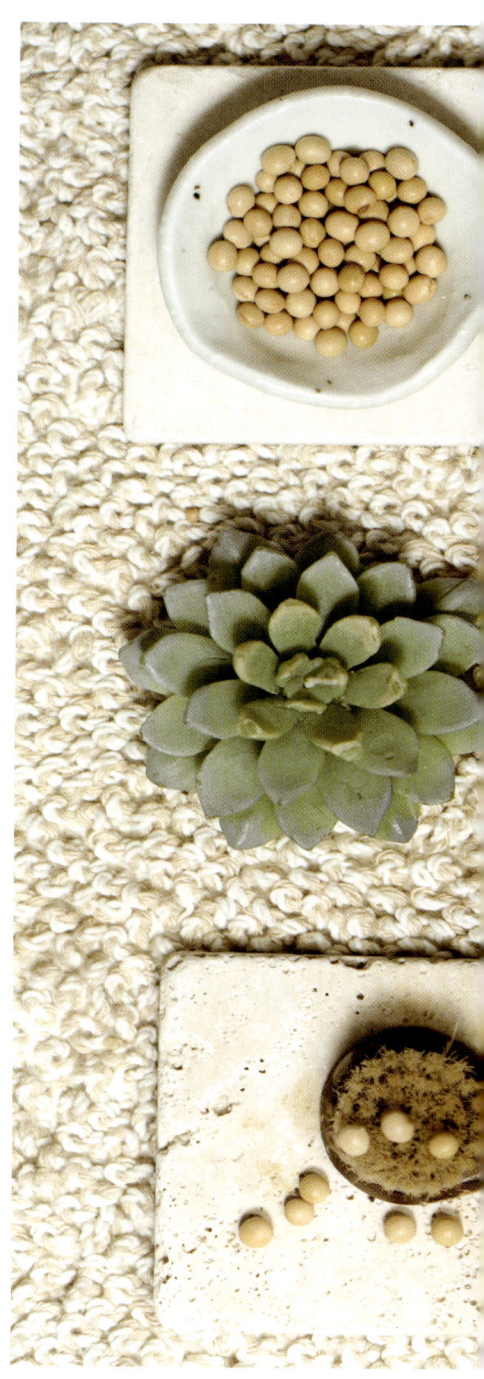

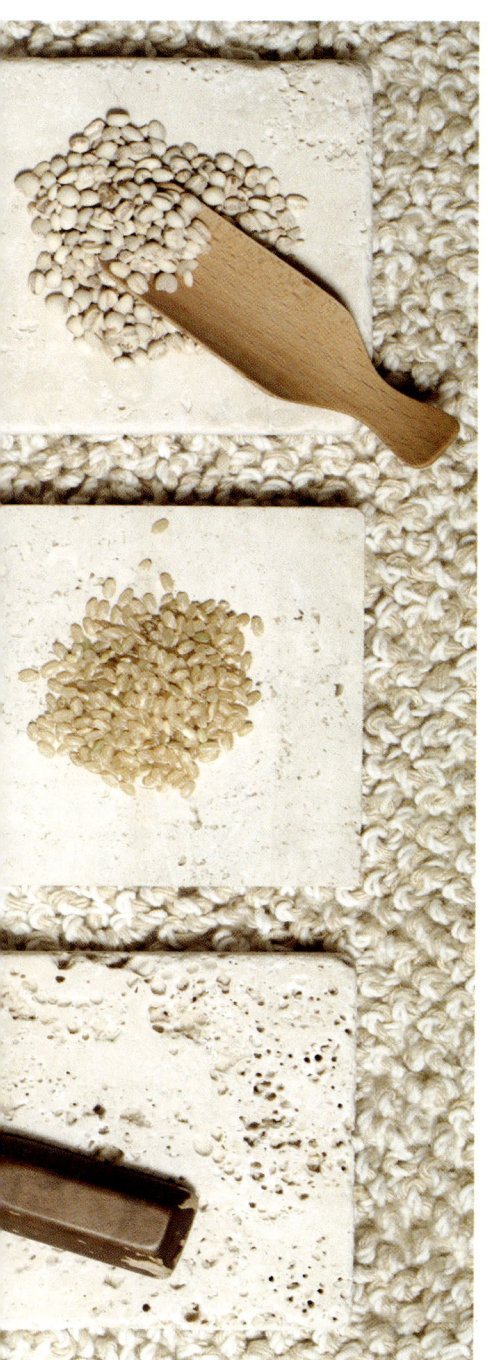

1주일에 한두 번 클렌징 후 콩가루를 달걀노른자에 개어 마사지해주면 건조한 피부에 풍부한 영양을 공급할 수 있다.

현미 가루

현미는 '살아 있는 쌀'이라고 불릴 정도로 각종 영양소가 풍부하다. 현미 가루는 각질 제거는 물론, 피부에 직접 영양을 공급해 피부를 맑고 투명하게 가꾸어준다. 또한 냉체질은 위장 기능이 약해져서 소화 장애나 변비가 동반되기 쉬운데 이때 현미를 먹으면 위장 기능이 활성화되는 효과를 얻을 수 있다.

율무 가루

율무는 몸속과 겉을 모두 따뜻하게 해주는 열성 식품으로 냉체질에 특히 좋다. 율무를 먹으면 몸속부터 따뜻한 기운이 퍼져 피부까지 보송보송하고 부드러워지며, 직접 피부에 바르면 그 부분의 혈액 순환이 촉진되어 건조한 피부가 촉촉해진다.

옥수수 가루

대형 마트나 제과제빵 재료점에서 파는 옥수수 가루를 클렌징 제품에 섞어 사용하면 각질 제거는 물론 피부 건조와 노화 방지, 리프팅 효과까지 얻을 수 있다. 특히 피부가 건조해서 생기는 잔주름을 방지해준다. 옥수수 가루와 밀가루에 꿀을 조금 넣고 팩을 해도 피부가 촉촉해진다.

이렇게 하세요

1. 곱게 간 곡식 가루 1티스푼을 클렌징제에 잘 섞는다.
2. 1로 얼굴 전체를 부드럽게 마사지해준다. 각질이 많은 부위는 곡식 가루를 더 첨가해 세심하게 문질러준다.
3. 모공에 곡식 가루가 남지 않도록 미지근한 물로 깨끗하게 헹구어준다.
4. 마지막은 찬물로 헹구어 모공을 좁히고 피부 탄력을 돕는다.

피부를 건강하게 하는 한방 세안

비싼 클렌징 제품으로 아무리 꼼꼼하게 닦아내도 물 세안을 제대로 하지 않으면 다음 날 얼굴이 뒤집어지고 만다. 물로 헹구는 과정은 그만큼 중요하다. 따뜻한 물과 차가운 물로 교대로 헹구어주는 것만으로도 얼굴의 모세혈관이 단련되고 혈액 순환이 촉진되어 건강하고 윤기 있는 피부를 가꿀 수 있다. 마지막 헹구는 물에 냉체질 피부에 맞는 천연 재료를 사용하면 더욱 효과적이다.

쑥물 세안

곰이 쑥을 먹고 여자로 변신했듯 쑥물로 세안을 하면 거칠거칠하고 칙칙했던 피부가 촉촉하고 윤기 나는 피부로 바뀔 수 있다. 쑥에는 모세혈관을 튼튼하게 하는 성분이 들어 있어 특히 냉체질 여성에게 좋다. 보습 효과 또한 높아 피부를 촉촉하게 만들어준다. 제철에 뜯은 쑥을 절구에 찧어 비닐봉지에 담아 냉동 보관하면 1년 내내 사용할 수 있다.

이렇게 하세요
1. 물 2ℓ에 약쑥 한 움큼을 넣고 끓여 그 물을 냉장 보관한다.
2. 마지막 헹구는 물에 쑥물 1컵을 섞는다.
3. 얼굴 전체를 손바닥으로 톡톡 두드려주어 쑥물이 충분히 스며들도록 한다.
4. 미지근한 물로 깨끗하게 헹군다.

대추물 세안

대추물로 얼굴을 닦거나, 대추물에 밀가루나 해초 가루를 섞어 팩을 해주면 훌륭한 수분 팩이 된다. 대추에는 비타민 C가 풍부하고 칼슘, 인, 철분 등 각종 미네랄도 고루 들어 있어 건성 피부를 촉촉하게 가꾸어준다. 또한 예민한 피부를 진정시키는 효과도 있다. 대추물을 끓여서 사용해도 되고, 대추를 말려 분말로 만든 다음 세안 물에 타서 사용해도 된다.

이렇게 하세요
1. 물 2컵에 대추 3개를 넣고 약한 불에서 졸인다. 물이 반으로 줄어들면 체에 걸러 물만 받는다.

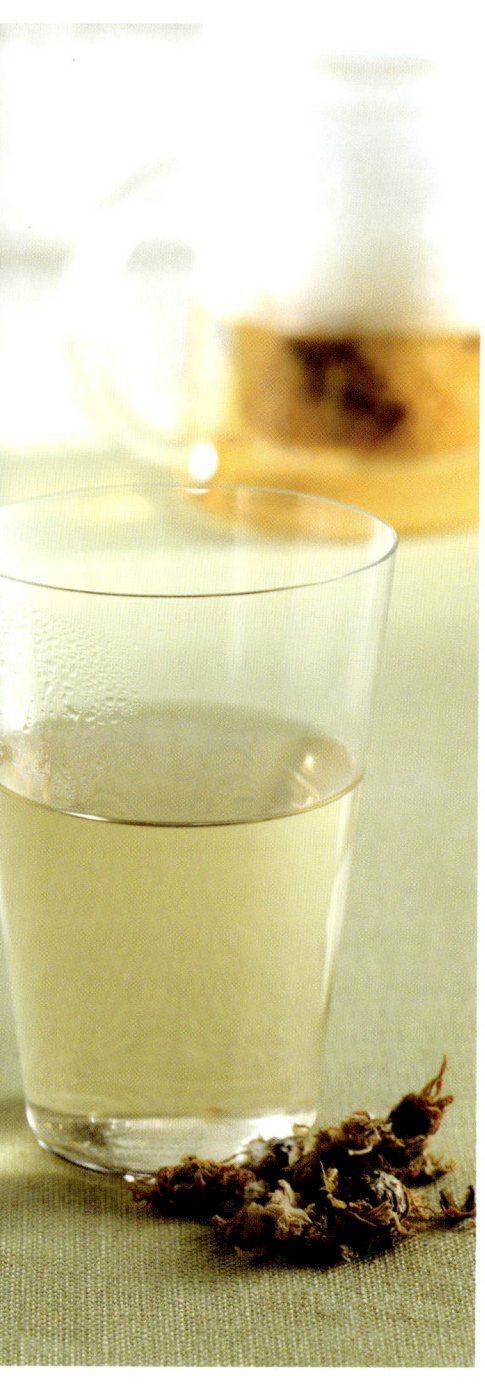

2. 마지막 헹구는 물에 대추물 1컵을 섞는다.
3. 얼굴 전체를 손바닥으로 톡톡 두드려주어 대추물이 스며들도록 한다.
4. 미지근한 물로 헹구거나 스킨으로 가볍게 닦아낸다.

청주 세안

술에 강한 사람이 있고 약한 사람이 있듯, 청주 세안도 맞는 사람이 있고 그렇지 않은 사람이 있다. 예민한 피부는 트러블을 일으킬 수 있으므로 물을 많이 타서 약하게 희석시켜 사용하는 것이 좋다. 청주로 세안을 하면 알코올 작용으로 인해 모공 속 노폐물 제거, 피부 해독, 혈액 순환 촉진 등의 효과를 얻을 수 있다.

이렇게 하세요

1. 세면대에 미지근한 물을 채우고 청주 1/3컵을 넣어 섞는다.
2. 1~2분 정도 얼굴에 끼얹은 다음 잘 스며들도록 부드럽게 마사지한다.
3. 청주 냄새가 남을 수 있으므로 미지근한 물로 깨끗하게 헹군다.

주름 없이 탱탱한 피부를 위한 3분 페이스 요가

요가를 하면 전신 혈액 순환이 잘 되어 각종 병이 호전된다고 한다. 페이스 요가도 마찬가지이다. 얼굴의 혈액 순환을 도와주는 피부 근육 스트레칭과 경혈 지압을 함께 해주면 피부에 탄력이 생긴다. 손바닥을 이용해서 얼굴에 자극을 줄 경우에는 손바닥을 비벼서 양 손바닥을 따뜻하게 만들어준 다음에 행해야 한다. 차가운 손으로 얼굴을 만지면 오히려 피부와 혈관이 수축할 수 있다. 페이스 요가를 하면 혈액과 림프액의 흐름이 좋아져 피부 온도가 상승하는 효과가 있다.

1 얼굴 문지르기
손바닥을 서로 비벼서 열이 나도록 한 뒤 손바닥으로 이마, 뺨, 입가, 턱 순으로 가볍게 문질러준다. 3번 정도만 반복하면 얼굴이 따뜻해지는 것을 느낄 수 있다.

2 귀 밑 눌러주기
관자놀이 양쪽 아래, 귀 앞의 움푹 들어간 부분을 가운뎃손가락 끝으로 3~5초 동안 꾹꾹 눌러준다. 약간 아플 정도로 10번 반복한다.

3 눈썹 안쪽 누르기
좌우의 눈썹 안쪽 끝을 손가락으로 꾹꾹 눌러준다. 3~5초 동안 지그시 누르기를 10번 반복한다.

4 입꼬리 움직이기
입을 살짝 다문 다음 입꼬리를 양옆으로 늘린다. 이빨을 지그시 문 후 입꼬리를 양옆으로 활짝 늘려 웃는다. 얼굴의 모든 근육이 사용될 수 있도록 적극적으로 움직인다.

5 아에이오우
천천히 입을 벌리면서 '아에이오우' 하고 소리를 낸다. 단순히 소리를 내는 것이 아니라 얼굴 표정을 완전히 망가뜨린다고 생각하고 적극적으로 움직여야 한다.

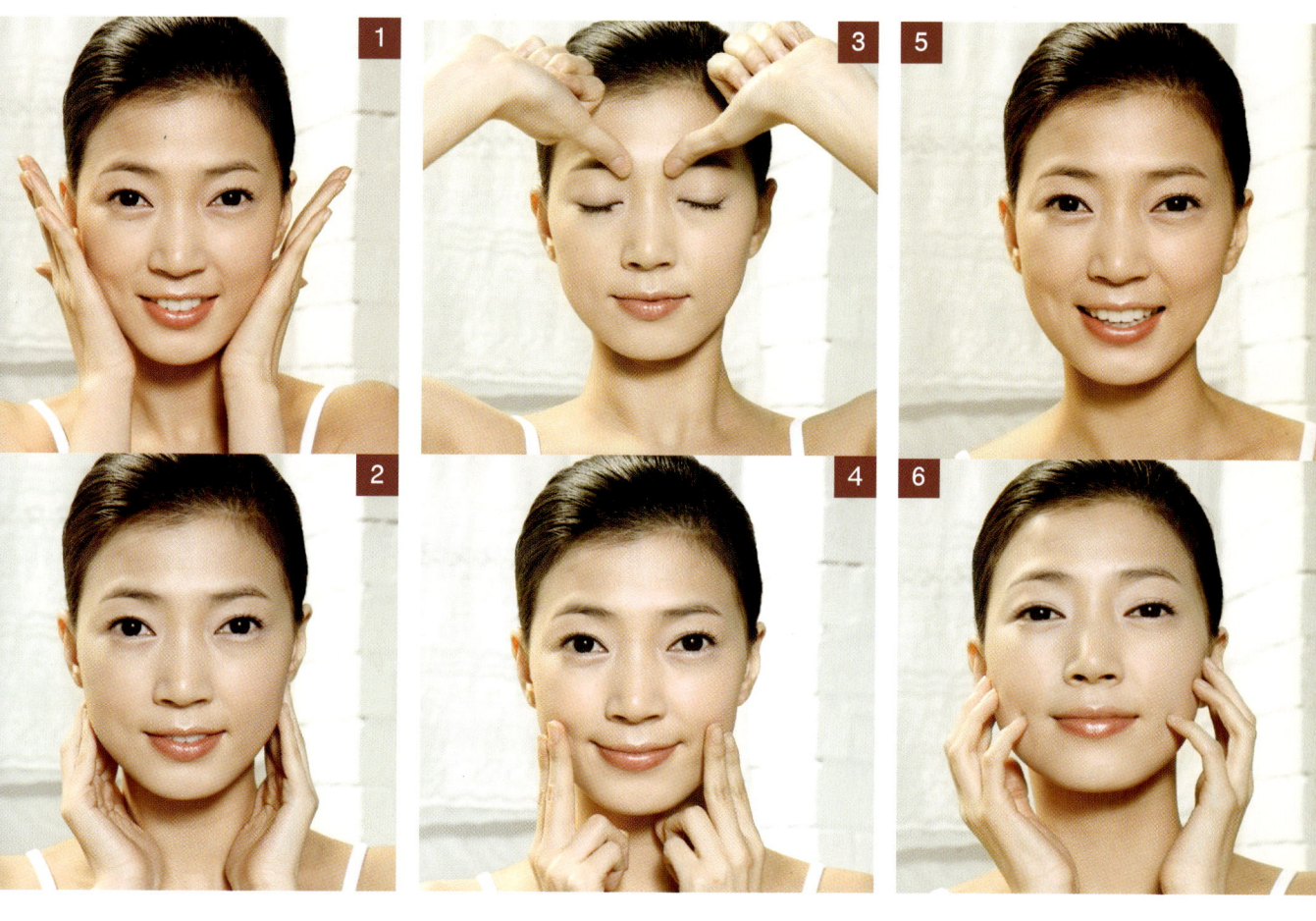

6 피아노 치기

손가락 끝부분을 이용해 얼굴 전체를 건반을 두드리듯 가볍게 두드려준다. 방향은 얼굴 안쪽에서 바깥쪽을 향하도록 한다.

냉체질

맑고 투명한 피부를 위한 경혈 지압

몸이 차가우면 기혈 순환이 잘 이루어지지 않아서 각종 노폐물과 독소가 몸 구석구석 쌓이게 된다. 이때 경혈을 자극해주면 기의 흐름이 좋아지고 혈행이 순조로워져서 인체의 기능이 원활해진다. 인체의 열 대사를 도와주는 대표적인 경혈은 손바닥에 있는 소부이다. 매일 시간이 날 때마다 경혈을 5~10분 정도 지압해 몸의 열기를 되살려보자.

1 소부

인체의 열 대사를 총괄하는 곳으로 손발이 차가울 때 특히 효과가 있다. 지압을 하면 몸이 후끈해지면서 땀이 나기 시작한다. 또한 신경이 곤두서거나 몹시 긴장했을 때 소부혈을 자극해주면 마음이 한결 여유 있고 차분해지는 것을 느낄 수 있을 것이다.

이렇게 하세요
1. 주먹을 살짝 쥐었을 때 네 번째, 다섯 번째 손가락의 끝이 닿는 중간에 위치한 소부혈을 찾는다.
2. 이 부위를 엄지손가락이나 이쑤시개로 꾹꾹 눌러준다.

2 용천

용천혈은 기가 샘물처럼 솟아오른다고 해서 붙여진 이름이다. 이곳을 아픈 느낌이 들 정도로 깊고 강하게 자극을 해주면 신장의 기운이 튼튼해지고 혈액 순환이 원활해진다. 특히 다리가 차가운 냉체질은 양쪽 발바닥의 용천혈을 번갈아가며 자극해주면 좋다.

이렇게 하세요
1. 발바닥을 구부렸을 때 발바닥 한가운데 오목하게 들어간 부분 중 사람 인 자 모양으로 새겨지는 부분에 위치한 용천혈을 찾는다.
2. 이 부위를 엄지손가락이나 이쑤시개로 꾹꾹 눌러준다.

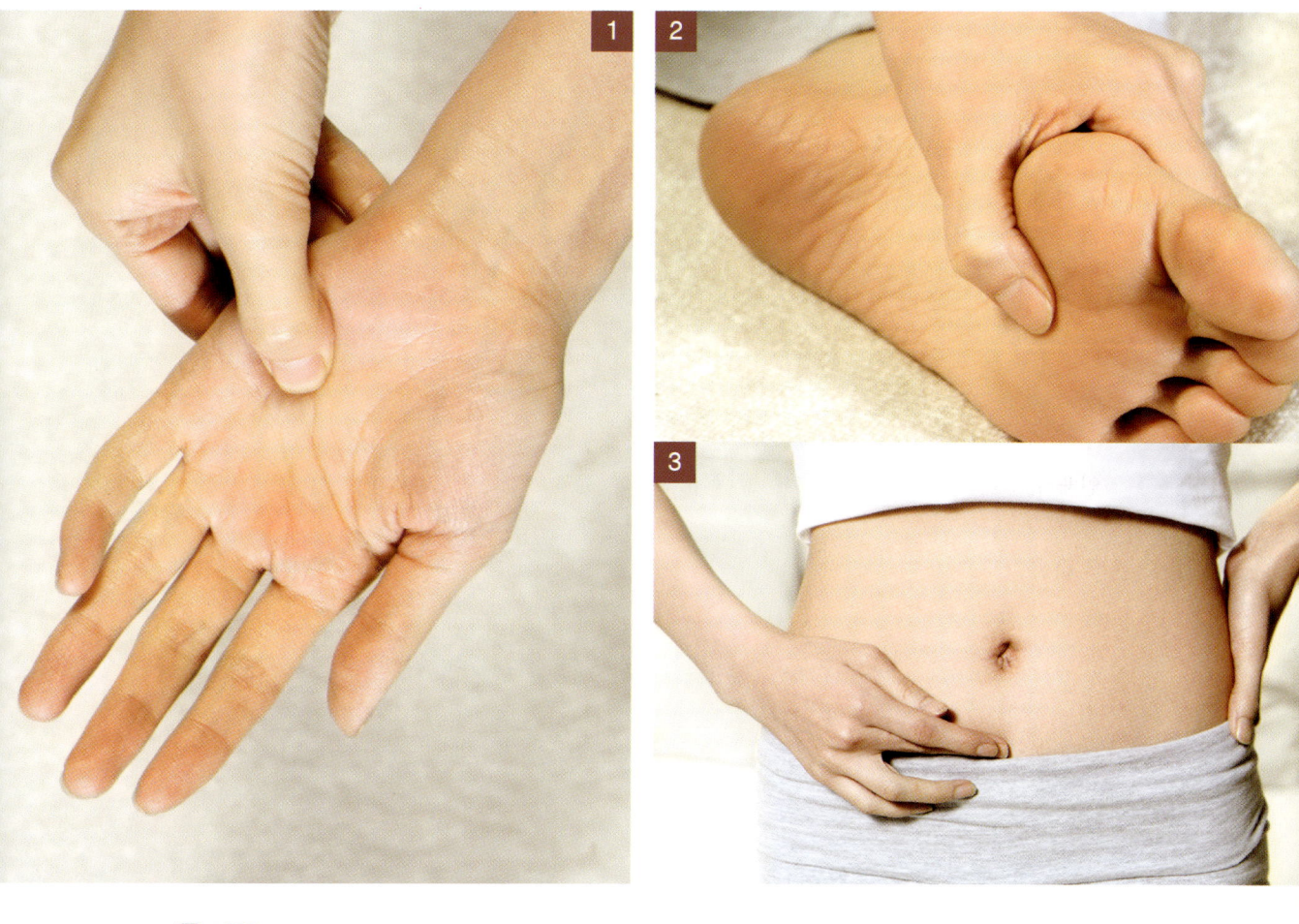

3 관원

관원은 원기가 출입하는 대문이라는 의미로 예로부터 단전이라고 불린 경혈점이다. 특히 자궁을 건강하게 만드는 데 효과적인 경혈점이다. 자궁 질환 등 하초가 차가워 생기는 질환에 효과가 있으므로 엄지손가락으로 강하게 눌러 자극을 한다.

이렇게 하세요

1. 배꼽 아래로 손가락 세 마디 내려간 지점에 위치한 관원혈을 찾는다.
2. 이 부위를 엄지손가락이나 이쑤시개로 꾹꾹 눌러준다.

냉체질

"피부에 들이는 특별한 정성 하나!"
요일별 스킨케어

매일매일 하는 클렌징과 세안에 하나만 더 추가해보자. 내 피부를 위한 특별한 정성 하나가 피부 미인을 만든다. 하루 20분이면 몸 안팎의 냉기를 몰아내 촉촉하고 부드러운 피부로 가꿀 수 있다.

냉체질 피부 미인을 위한 뷰티 팁

아름다운 피부를 위해서는 꾸준한 노력이 뒤따라야 한다. 모든 사람이 부러워할 만한 뽀얀 피부를 타고난 사람도 있겠지만 그 역시 노력하지 않으면 그 아름다움을 오래 유지할 수 없다.

월요일에는 화장에 지친 피부를 달래기 위해 딥클렌징을 하고, 화요일에는 화장으로 다소 건조해진 피부를 위해 천연 보습 팩을, 수요일에는 몸속에 뭉친 냉기도 풀고 쌓인 피로도 말끔히 없애주는 족욕을 해보자. 목요일에는 전신 혈액 순환에 좋은 발 마사지를, 금요일에는 한 주간 거칠어진 피부를 위해 영양 팩을 하면 모두가 부러워할 피부 미인으로 거듭날 수 있다.

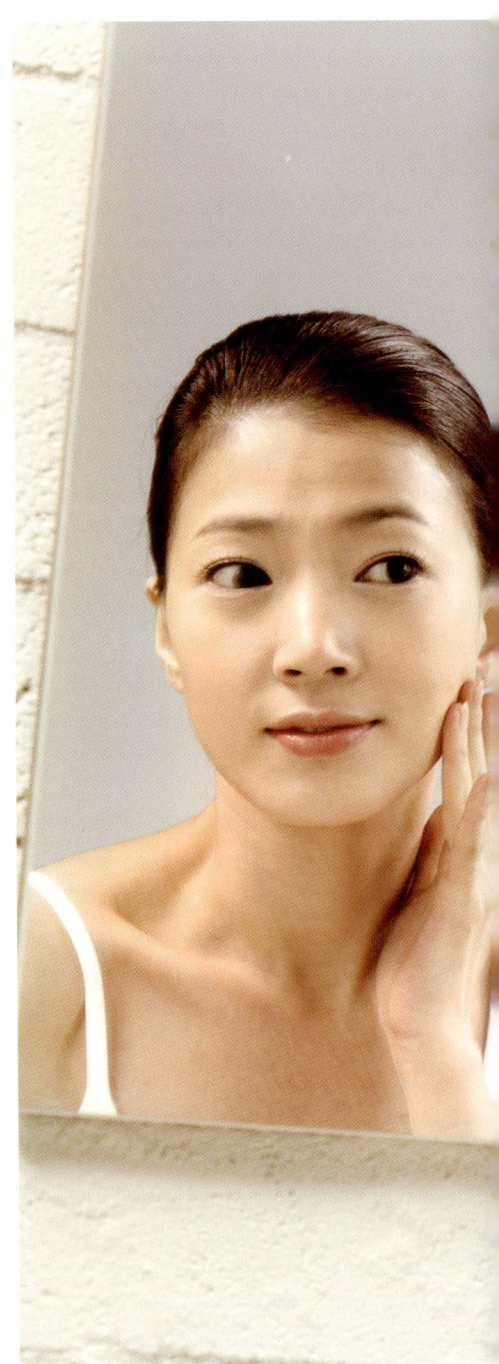

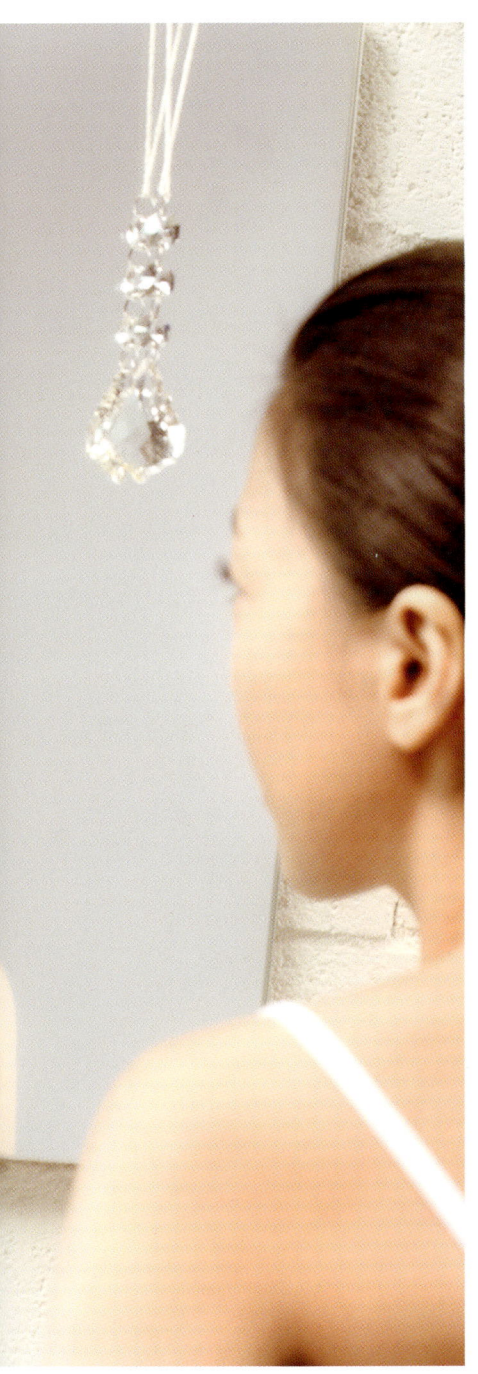

월요일 | 죽염 딥클렌징 하기

죽염 클렌징으로 한 주를 시작해보자. 묵은 각질을 깨끗하게 제거해주면 화장이 잘 먹는다. 죽염은 살균 작용과 피부 진정 작용이 있어 민감성 피부에도 안심하고 사용할 수 있는 재료이다. 그러나 소금 결정이 남아 있으면 피부에 자극이 될 수 있으므로 클렌징 밀크에 죽염이 잘 녹도록 섞어주어야 한다. 그래도 자극이 심하다고 느껴지면 죽염의 양을 줄여서 사용하자. 곡식 클렌징 후 가볍게 해주거나 곡식 클렌징 대신 해도 좋다.

이렇게 하세요

1. 클렌징 후 스팀 타월로 모공을 열어준다.
2. 손바닥 위에서 죽염 1/2티스푼, 클렌징 밀크 1티스푼을 섞는다.
3. T존 부위에 3~5분 정도 마사지한 후 얼굴 전체에 발라 부드럽게 문지른다.
4. 미지근한 물로 깨끗하게 씻어낸다.

화요일 | 천연 보습 꿀팩 하기

꿀에 함유된 과당과 포도당이 피부 세포에 그대로 흡수되면서 지친 피부의 회복을 돕는다. 또한 꿀은 예로부터 가장 훌륭한 천연 보습제 중 하나로 건성, 지성, 여드름 등 어느 피부에도 효과가 좋다. 특히 건조한 피부에 기미까지 있는 냉체질이 꿀팩이나 꿀 마사지를 꾸준히 하면 피부가 촉촉해지고 윤기가 난다. 깨끗이 세안한 후 꿀에 달걀노른자, 요구르트, 밀가루 등 원하는 재료를 섞어 팩을 하면 된다.

이렇게 하세요

1. 클렌징 후 스팀 타월로 모공을 열어준다.
2. 꿀 1스푼에 달걀노른자 1개를 넣은 후 밀가루로 농도를 조절한다.
3. 얼굴 전체에 바른 후 거즈를 덮고 다시 한 번 발라준다.
4. 20분 후 미지근한 물로 씻어낸다.

水 수요일 | 생강 족욕 하기

1주일 중 가장 피곤한 수요일 저녁, 족욕으로 몸의 피로를 풀어주자. 생강은 향이 강하고 성질이 뜨거워 몸을 따뜻하게 하는 데 그만이다. 생강 족욕을 꾸준히 하면 냉증으로 생길 수 있는 각종 생리통, 요통, 기미 등도 없어진다. 또한 거친 피부도 매끄럽고 부드러운 피부로 바뀐다. 단, 생강은 몸에 열이 많아 더위를 많이 타는 사람, 치질, 피부병 환자와는 궁합이 잘 맞지 않으므로 주의해야 한다.

이렇게 하세요

1. 생강 2쪽을 깨끗하게 씻어 껍질을 벗긴 후 길게 혹은 얇게 저민다.
2. 저민 생강을 면 주머니에 넣은 후, 물을 받은 족탕기에 담가 5분 정도 생강물을 우려낸다.
3. 몸 전체가 훈훈해질 때까지 15~20분 정도 족욕을 한다.
4. 발의 물기를 완전히 제거한 후 양말을 신어 온기를 보존한다.

木 목요일 | 발 마사지 하기

피로가 쌓이는 주중에는 발 마사지를 해주는 것이 좋다. 엄지발가락은 소화기와 간장, 새끼발가락은 방광, 발바닥의 오목한 부분은 신장 등 발바닥에는 인체의 각 부위와 연결되는 수많은 반응점이 있다. 따라서 발바닥을 자극하면 인체 각 기관의 기능이 좋아져 혈액 순환이 촉진된다. 또한 장기의 활동이 활발해지기 때문에 장기에 쌓인 독소를 몸 밖으로 내보낼 수 있다. 운동이 부족하고 발에 수독이 쌓이면 전신의 혈액 순환이 나빠져 몸이 냉해지므로 발을 자극해서 혈액 순환을 촉진시키고 신진대사를 원활히 돕는 것이 필요하다.

이렇게 하세요

1. 따뜻한 물로 발을 깨끗하게 닦고 로션을 발라준다.
2. 양쪽 발바닥을 서로 맞대어 온기가 느껴질 때까지 비빈다.
3. 발바닥을 주먹으로 힘껏 두드려 혈액 순환을 촉진시킨다.
4. 엄지손가락으로 복사뼈 주위를 원을 그리듯 마사지한다.
5. 양손으로 발가락, 발꿈치, 발바닥, 발등의 순서로 양발을 주물러준다.
6. 발가락도 최대한 넓게 벌렸다 오므렸다 한다. 특히 엄지발가락과 검지발가락을 최대한 넓게 벌려본다.
7. 발가락부터 발목, 종아리 쪽으로 쓸어올려주며 온기가 고루 퍼지도록 한다.

금요일 | 달걀노른자팩 하기

한 주를 보내느라 지친 피부에 영양을 공급해주는 달걀 노른자팩을 해보자. 주말에 특별한 스케줄이 있다면 금요일 밤이 기회이다. 달걀노른자는 윤기가 없고 거칠거칠한 건성 피부의 노화를 방지한다. 단, 지성 피부는 피부 트러블이 유발될 수 있으므로 사용을 자제하는 게 좋다. 팩뿐만 아니라 달걀노른자와 크림을 섞어서 마사지를 해주어도 효과가 좋다. 보습 효과를 더욱 높이고 싶다면 살구씨 기름이나 글리세린 1티스푼을 첨가하자.

이렇게 하세요

1. 달걀노른자 1개에 밀가루를 섞어 걸쭉하게 만든다.
2. 물에 적신 거즈를 얼굴에 편 후 팩제를 고루 바른다.
3. 20분 후 거즈를 떼어내고 미지근한 물로 깨끗이 헹군다.
4. 마지막은 찬물로 헹구어 피부에 탄력을 준다.

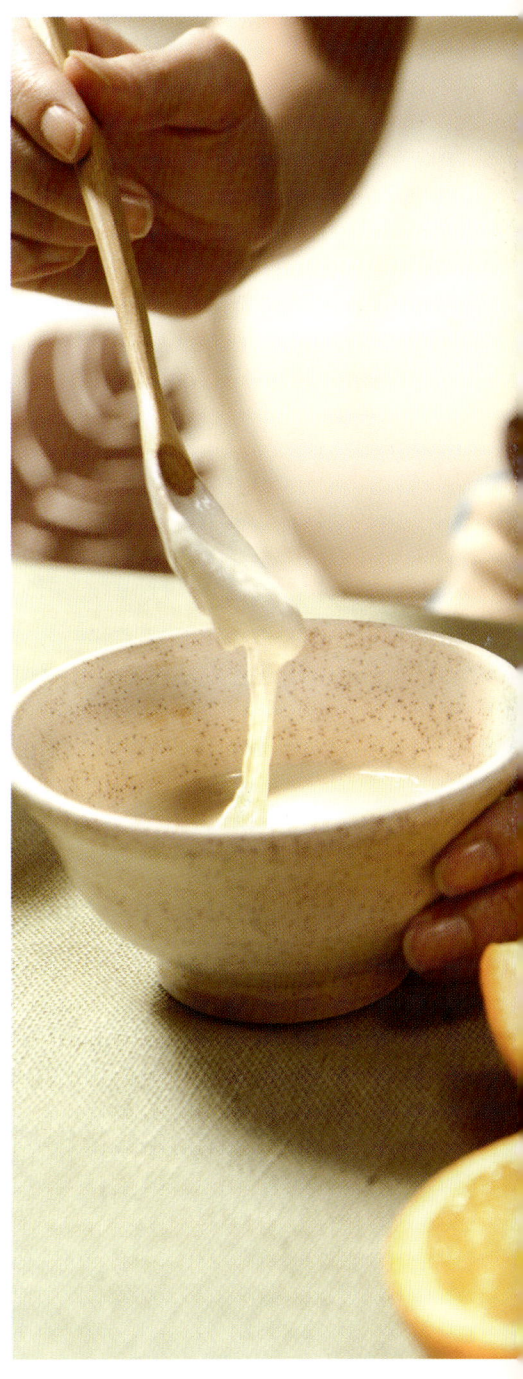

| Special tip | 냉체질

계절별 피부 관리법

춥고 건조한 겨울이 끝났다고 방심하기에는 아직 이르다. 겨울 동안 그리웠던 따뜻한 햇볕을 찾아 밖으로 나오고, 주말이면 들로 산으로 나다니기 바쁘다. 그래서 봄에는 피부가 갑자기 햇볕과 바람에 노출되면서 건조해지고 각질이 쌓인다. 또한 봄에는 황사와 꽃가루 때문에 얼굴이 지저분해지기 쉽고, 피부가 예민한 사람이라면 트러블도 생긴다. 따라서 외출에서 돌아오면 즉시 클렌징을 하는 것이 좋다. 특히 건조한 냉체질은 봄철에 수분을 충분히 섭취해주어야 한다.

여름은 그 어느 계절보다 공기 중 습도가 높아 건조한 냉체질 피부가 1년 중 가장 촉촉한 때이다. 땀이 많이 나지 않는 체질이지만 노폐물 분비가 왕성해지는 계절이니만큼 정기적인 딥클렌징에 신경을 써야 한다. 특히 자외선에 주의해야 한다. 냉체질은 기미가 생기기 쉽다. 휴가철에 자칫 방심했다가는 눈가 등에 기미가 생길 수 있다. 자외선 차단 크림을 꼭 바르고 외출하자. 덥다고 자꾸 차가운 음료와 음식을 찾다보면 몸이 더욱 차가워져 피부가 안 좋아질 수 있다. 여름에도 속을 따뜻하게 해주는 것이 중요하다. 또한 여름에는 수분을 주기 위해 과일이나 채소 팩을 자주 하게 되는데, 너무 자주 하지 않도록 주의하자. 과일이나 채소가 아무리 몸에 좋고 부작용이 없다고 하더라도 팩은 1주일에 3번을 넘지 않는 것이 좋다.

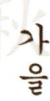

기온이 떨어지고 건조해지기 시작하는 가을은 냉체질 피부에 가장 위험한 계절이다. 여름철 자외선을 한껏 쐰 피부는 가을철 건조한 바람을 맞으며 잔주름이 생기기 쉬운 상태가 된다. 이 시기에 잔주름 관리에 신경 쓰지 않으면 피부가 한꺼번에 늙어버릴 수 있다. 달걀노른자, 꿀 등을 섞어 만든 영양 팩을 1주일에 2번은 해주어야 한다. 또한 가을에는 아무리 수분 크림을 발라도 피부가 건조해지기 쉬운데, 이때는 수분 크림을 이중으로 발라서 피부를 촉촉한 상태로 만들어주자. 입술도 트기 쉬운 계절이므로 잠자기 전에 꿀을 발라 입술 건강에도 신경 쓰도록 하자.

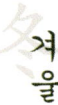

냉체질은 겨울에 피부뿐 아니라, 몸의 전반적인 혈액 순환에도 신경을 써야 한다. 샤워만 하지 말고 1주일에 한 번은 꼭 탕욕을 해서 전신 혈액 순환을 좋게 해야 한다. 집 안에서도 양말을 신는 것이 좋고, 아랫배가 노출되는 일이 없도록 주의하자. 겨울철에는 기혈 순환이 원활하지 않아 좁쌀 여드름이 쉽게 돋을 수 있다. 얼굴 혈행을 풀어주는 마사지를 열심히 하고, 각질 제거를 위한 딥클렌징도 꼼꼼하게 하자. 실내에 있을 때는 되도록 가습기를 틀어 피부가 건조해지지 않도록 주의하자.

"팩, 자외선 차단, 헤어 트리트먼트까지…"
아름다워지는 한 달 뷰티 스케줄

피부는 일시적인 관심과 노력만으로는 좋아질 수 없다. 매일매일 꾸준히 노력하는 것이 중요하다. 하루 10~20분이라도 잊지 말고 피부가 필요로 하는 것을 챙겨주자. 다음은 냉체질 피부를 가진 사람들을 위한 한 달 피부 관리 스케줄이다.

sun	mon	tue	wed	thu	fri	sat
	죽염 딥클렌징	꿀팩	족욕	피로 회복 발 마사지	달걀 노른자팩	헤어 트리트먼트
국화차 한 잔	대추팩	자외선 차단 체크	아이 시트 팩	입술 꿀팩	비타민 C 먹기	손발, 팔꿈치 각질 제거
특별 한방 팩 (3장 참고)	물 많이 마시기	달걀 노른자팩	냉온수 샤워	곡식 스크럽	꿀팩	전신욕 (약쑥탕)
헤어 트리트먼트	화이트닝 과일팩	비타민 C 먹기	검은깨팩	족욕	죽염 딥클렌징	피로 회복 발 마사지
특별 한방 팩	화이트닝 체크	아이 시트 팩	인삼차 한 잔			

여드름이 잘 생기고 번들거린다
열체질 피부

영양 공급보다는 피부 청결이 최우선

아침에 곱게 화장을 하고 집을 나선 지 얼마 되지 않아 벌써 화장이 번지기 시작하고 기름종이가 손에서 떨어질 날이 없는 사람이 바로 열체질이다. 냉체질 피부가 1년 내내 겨울을 사는 것이라면 열체질 피부는 1년 내내 여름을 사는 것과 같다. 여름이 되면 피지 분비가 왕성해져 금세 번들번들해지고 모공도 활짝 열린다. 조금만 움직여도 얼굴이 벌겋게 달아오른다. 열체질 피부는 사람마다 정도의 차이는 있지만 1년 내내 이런 피부 증상을 보인다.

　열체질이 가장 신경 써야 할 점은 피지와 노폐물을 깨끗이 닦아내는 것이다. 클렌징을 할 때는 이마와 코 부분을 특히 신경 써서 문질러주고, 1주일에 한두번은 곡식 가루 스크럽으로 코 부위의 블랙헤드를 제거해주어야 한다. 또한 스킨을 냉장고에 두고 사용한다든지, 찬물로 자주 얼굴 패팅을 한다든지 해서 피부 온도를 낮춰주고, 2~3일 간격으로 피지 제거와 피부 진정 팩을 번갈아 해주는 것이 좋다. 무엇보다 열체질은 피부 관리에 있어 영양 공급보다는 피부 청결이 최우선이다.

　열체질은 독소 배출이 원활하지 않고 변비가 생기기 쉽기 때문에 화농성 여드름을 포함한 여러 가지 피부 트러블이 일어날 수 있다. 목욕이나 운동으로 땀을 흘려 독소를 배출하거나 장 마사지로 변비를 예방하는 것이 피부 미용에 도움이 된다. 또한 한겨울에도 찬물로 샤워를 하는 것이 건강에 이롭다.

    냉체질과 반대로 열체질은 열기를 식혀줄 수 있는 차가운 성질의 재료가 좋다. 차가운 성질의 곡식 가루나 식품을 이용해 팩을 하거나 클렌징을 하면 열기를 식힐 수 있을 뿐 아니라, 모공 관리와 피지 제거 효과까지 얻을 수 있다. 팩이나 스팀 타월 등을 자주 해도 피부가 예민해진다거나 하는 부작용이 적으므로 큰 부담 없이 해도 좋다.

열체질의 1주일 피부 관리 스케줄

◆ **데일리 스킨케어**

첫째, 깨끗한 피부를 위한 곡식 클렌징과 세안
둘째, 주름 없이 탱탱한 피부를 위한 **3분 페이스 요가**
셋째, 맑고 투명한 피부를 위한 **경혈 지압**

◆ **요일별 스킨케어**

월요일 모공 청소에 좋은 **흑설탕 스크럽**
화요일 피지를 제거해주는 **율피팩**
수요일 몸속 열기를 없애주는 **복부 마사지**
목요일 건강한 모발을 위한 **두피 스크럽**
금요일 피부 열기를 가라앉혀주는 **알로에팩**

열체질

"세안부터 지압까지 하루 10분!"
데일리 스킨케어

열체질은 몸속의 열기로 인해 얼굴이 붉고 피지 분비가 왕성하며 몸에 종기나 부스럼 등도 자주 생긴다. 따라서 과도한 피지와 각질로 인해 칙칙해진 피부를 정리해주고 얼굴의 붉은 기를 내려주는 아우터 케어와 몸속의 열독을 풀어주는 이너 케어를 동시에 하는 것이 좋다.

깨끗한 피부를 위한
곡식 클렌징

피지 분비가 많아 각질과 노폐물이 많이 쌓이므로 곡식 가루를 이용한 클렌징이 효과적이다. 피지 분비가 많은 T존 부위는 한 번 더 꼼꼼히 문지르자. 클렌징 크림이나 로션에 섞어 1주일에 2~3번 마사지를 하면 딥클렌징 효과도 얻을 수 있다.

보릿가루
옛말에 겉보리가 서 말이면 처가살이를 안 한다고 했는데, 보리가 서 말이면 여드름 걱정을 안 해도 된다. 보리는 화장독이나 알레르기성 피부의 붉은 기운을 다스려 막힌 혈행을 풀어주고 신진대사를 원활하게 하여 피지 생성을 억제한다. 특히 모세혈관 팽창으로 양 볼이 붉은색을 띠는 사람이 보릿가루 클렌징을 꾸준히 하면 깨끗하고 맑은 피부색을 가질 수 있다.

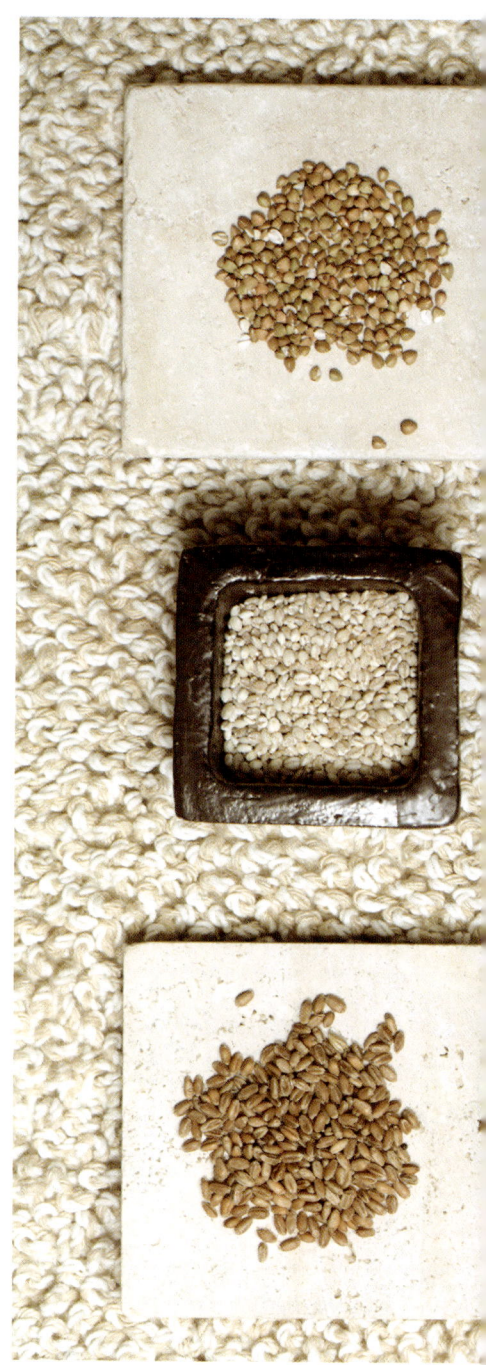

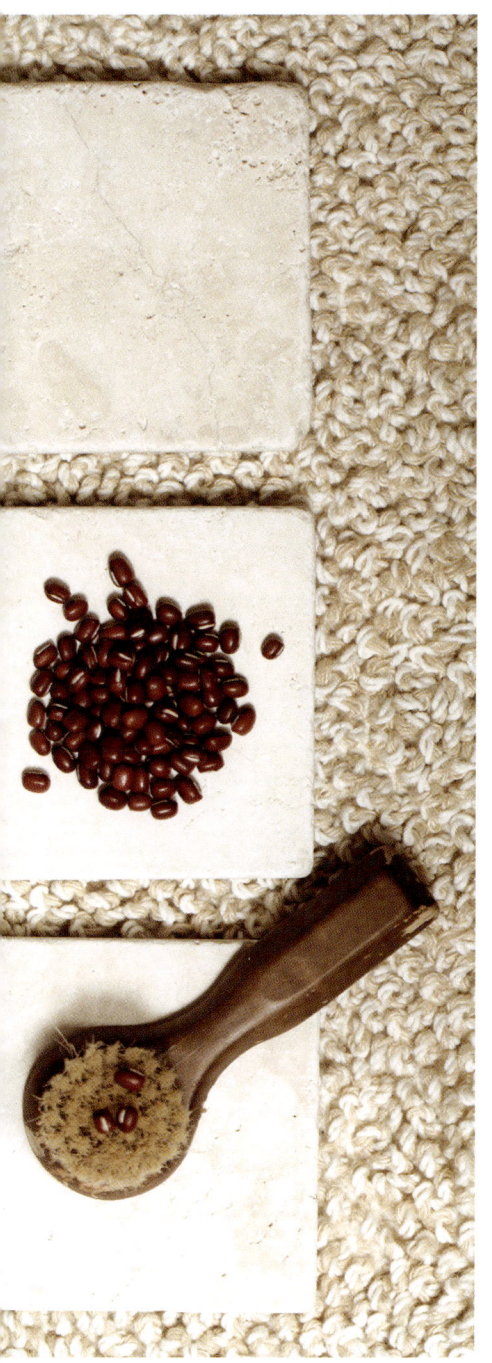

팥가루

팥은 피부를 깨끗하고 부드럽게 만들어주는 마술사이다. 피부 노폐물을 제거하고 기미와 주근깨의 원인인 멜라닌 색소를 감소시켜 뽀얀 얼굴을 만들어준다. 각질과 블랙헤드가 심한 사람은 클렌징 후 팥가루를 물에 개어 그 부분에 살살 문질러주면 딥클렌징 효과도 얻을 수 있다. 피부 자극이 있을 수 있으므로 걸쭉하게 개어 부드럽게 문질러주어야 한다.

통밀 가루

생선 담은 접시나 기름 묻은 그릇을 밀가루로 씻으면 세제 없이도 깨끗하게 닦인다. 그만큼 밀가루는 세정력이 우수한 자연세제이다. 또한 밀가루는 독성이 없고 미백 효과가 있어 팩제에 가장 많이 사용되는 곡식 가루 중 하나이다. 통밀 가루를 섞어 클렌징을 하면 검붉은 열체질의 피부를 하얗고 투명하게 만들 수 있으며, 피부 노화 방지에도 효과적이다.

메밀 가루

열체질은 피지 분비가 왕성해서 피부가 칙칙하고 여드름이 잘 생긴다. 화장을 해도 금방 얼룩이 지고 노폐물이 많이 쌓여 피부가 지저분해 보인다. 이럴 때 좋은 것이 메밀 가루이다. 메밀 가루는 피지를 흡수하는 작용이 뛰어나서 지저분해 보이는 열체질의 피부를 깨끗하게 정리해준다. 메밀 가루에 달걀 흰자를 섞어 팩을 해도 좋다. 피지 분비는 많지만 수분이 부족해 세안 후 당김 현상이 있는 피부에도 효과적이다.

이렇게 하세요

1. 곱게 간 곡식 가루 1티스푼을 클렌징제에 잘 섞는다.
2. 거품을 만들어 얼굴 전체를 부드럽게 마사지한 후 T존 부위는 다시 한 번 문질러준다.
3. 미지근한 물로 깨끗하게 헹군 후 마지막에 찬물로 얼굴을 식혀준다.

열
체
질

피부를 건강하게 하는 한방 세안

구하기 힘들고 사용이 번거로운 재료보다는 구하기 쉽고 간편한 재료 한두 가지를 선택해서 꾸준히 실천하는 것이 중요하다. 요즘은 다양한 천연 재료를 미용 파우더로 가공하여 팔기도 하므로 비교적 손쉽게 자연 세안법을 실천할 수 있다. 열체질 피부는 열기를 가라앉혀주는 재료를 선택해서 세안을 하면 각질 제거는 물론 진정 효과까지 얻을 수 있다.

쌀뜨물 세안

쌀뜨물로 세안을 하면 쌀에서 녹아 나온 각종 수용성 영양분이 여드름이나 뾰루지를 가라앉혀주고, 세정 성분이 화장을 깨끗하게 지워준다. 또한 쌀뜨물은 예로부터 피부를 뽀얗고 하얗게 만드는 것으로 알려졌을 정도로 기미와 주근깨를 만드는 멜라닌 색소의 생성을 억제하는 화이트닝 효과가 뛰어나다. 피부가 필요로 하는 각종 영양분의 공급은 물론 모공 속 피지와 노폐물을 제거하는 쌀뜨물. 이젠 버리지 말고 피부를 위해 사용해보자.

이렇게 하세요
1. 쌀을 씻은 첫 번째 물은 버리고 두 번째 물을 받아 준비한다.
2. 쌀뜨물에 뜨거운 물을 조금 섞어 미지근하게 한 후 1~2분 정도 얼굴에 끼얹어준다.
3. 마지막에 찬물로 헹구어 모공을 조여준다.

숯물 세안

숯은 몸의 독소와 노폐물을 제거해주는 효과가 뛰어나다. 숯의 뛰어난 흡착력은 피부 깊숙한 곳까지 침투해서 각종 노폐물을 없애주며, 풍부한 미네랄은 피부의 신진대사를 촉진시켜 깨끗하고 맑은 피부로 가꾸어준다. 여드름, 과도한 피지 분비와 노폐물로 골치를 썩는 열체질이 사용하면 좋은 재료가 바로 숯가루이다.

이렇게 하세요
1. 세안 물에 숯가루 1작은 스푼을 섞는다.

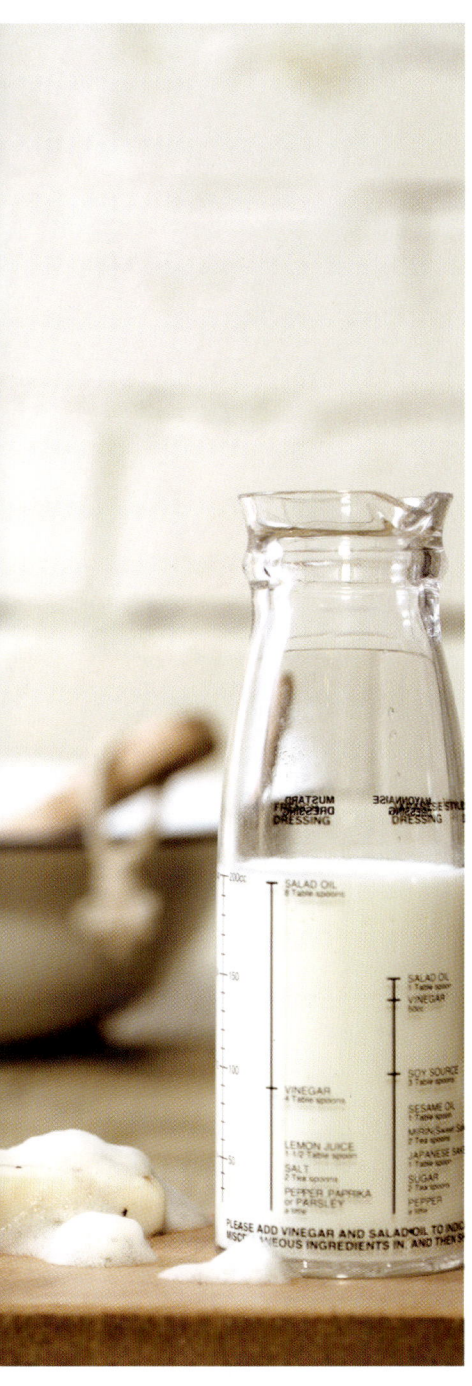

2. 숯가루 물로 얼굴을 두드리며 닦아준다. 가볍게 마사지를 해주어도 좋다.
3. 숯가루가 모공에 남지 않도록 미지근한 물로 깨끗하게 씻는다.
4. 마지막에 찬물로 여러 번 헹구어 얼굴의 열기를 가라앉힌다.

우유 세안

이집트의 여왕 클레오파트라는 우유로 목욕을 했다고 전해진다. 우유는 묵은 때와 각질을 제거해주는 것은 물론 우유 속의 유지방은 거친 피부를 부드럽게 해준다. 또한 우유에 함유된 각종 비타민은 피부에 영양을 주어 탄력 있는 피부로 만들어준다. 특히 각질이 두꺼워 칙칙해 보이는 열체질 피부에 좋다. 단, 깨끗하게 헹구지 않으면 피부 트러블을 유발할 수 있으므로 주의하자.

이렇게 하세요

1. 우유를 살짝 데우거나 뜨거운 물을 섞어 미지근하게 만든다.
2. 클렌징 폼으로 세안을 마친 후 준비한 우유로 얼굴을 적셔 두드려준다.
3. 2~3분간 부드럽게 마사지한 후 미지근한 물로 깨끗하게 씻는다.
4. 마지막에 찬물로 헹구어 모공을 조여준다.

열체질

주름 없이 탱탱한 피부를 위한 3분 페이스 요가

열체질은 태열과 여드름 등 지방성 피부 질환에 시달릴 가능성이 높고, 여드름이 나더라도 붉고 크게 곪는 경우가 많다. 따라서 얼굴을 손바닥으로 문지르는 마사지법은 여드름을 성나게 할 우려가 있으므로 적합하지 않다. 손을 대지 않고 눈, 코, 입을 크게 움직여서 얼굴 전체의 근육을 풀어주는 것이 좋으며, 얼굴과 몸의 기혈이 순환되는 통로인 목 근육을 충분히 움직여 부드럽게 만들어주는 것이 중요하다.

1 눈 주위 근육 풀어주기
눈을 크게 떴다가 감는다. 10번 반복한다.

2 얼굴 근육 풀어주기
입으로 '아에이오우'를 하면서 얼굴 근육을 충분히 사용해 힘껏 찡그린다. 코를 중심으로 얼굴 근육을 모았다 풀었다를 5번 반복한다.

3 눈뼈 주위 누르기
눈뼈 주위를 손가락으로 꾹꾹 눌러준다.

4 귀 잡아당기기
귓불부터 귓바퀴 쪽으로 올라가며 손으로 귀를 잡았다 당겼다를 반복한다.

5 좌우로 목 돌리기
목을 크게 좌우로 5바퀴씩 돌려준다. 이때 눈을 크게 뜬 상태로 목을 돌려 눈 근육도 풀어준다.

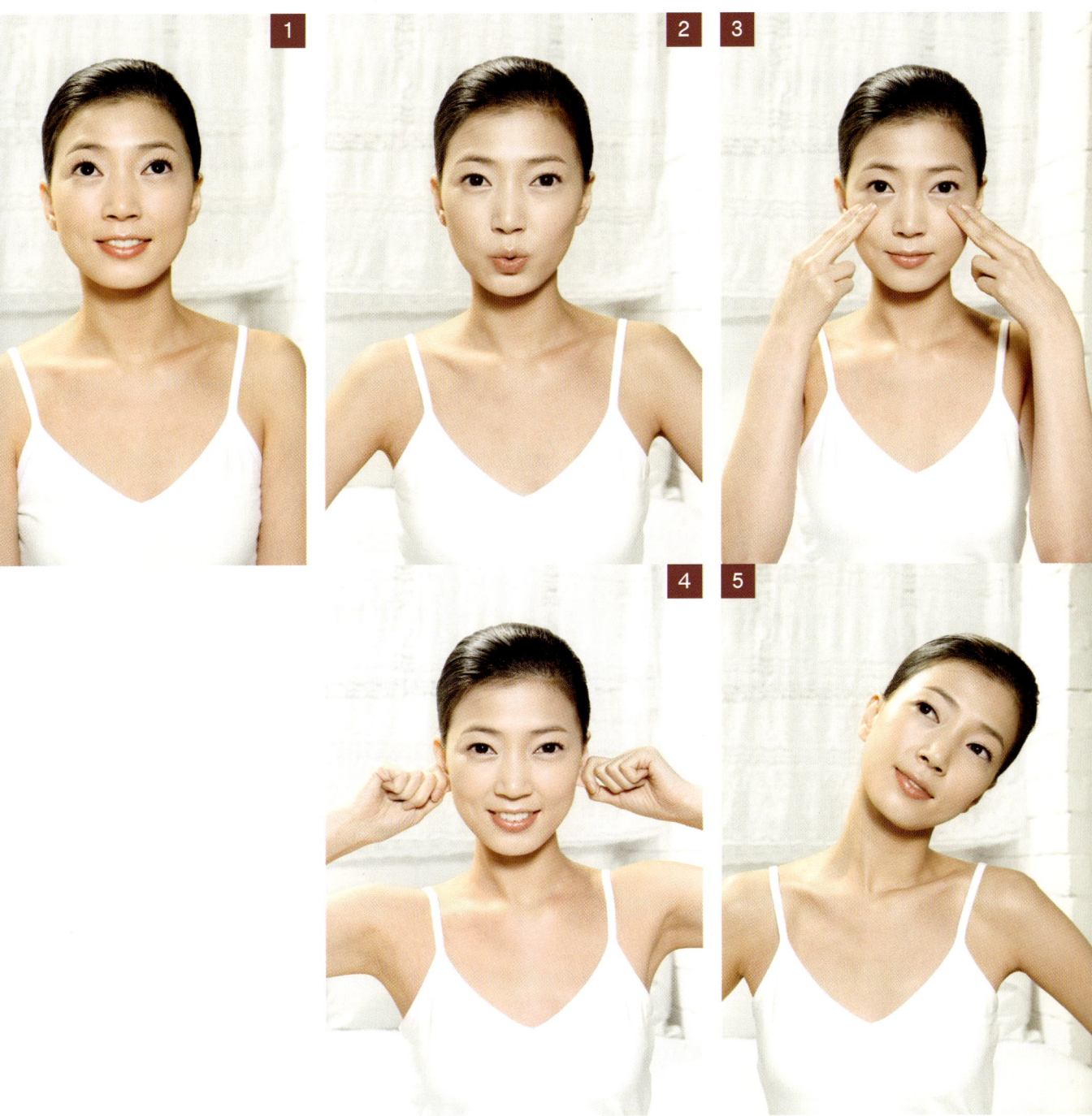

PART 2 매일매일 예뻐지는 한방 데일리 케어 69

열체질

맑고 투명한 피부를 위한 경혈 지압

열체질은 열성 질환에 사용되는 혈자리와 대장 경락에 해당되는 혈자리를 자극하면 효과를 볼 수 있다. 경혈에 침을 놓거나 지압을 하면 그 자극이 경락 줄기를 따라 내부의 장기로 전달된다. 따라서 경혈을 지압하면 전신의 막혔던 기의 흐름이 뚫리고 쌓여 있는 독소가 배출되는 효과가 있다.

경혈의 위치는 사람마다 조금씩 차이가 있다. 체형과 경혈을 찾는 기준이 되는 손가락 마디의 길이가 각기 다르기 때문이다. 그 부위를 더듬어 누르면서 통증이나 자극이 느껴지는 부위를 찾으면 된다.

1 천추

대장의 열로 변비가 있고 장내 열독이 있어 나타나는 증상에 유효한 혈자리이다. 변비를 비롯하여 위, 소장, 대장 등 소화기계 질환에 효과적이다. 천추혈을 지압하면 배와 허리 부위의 살이 빠지는 효과도 기대할 수 있다.

이렇게 하세요
1. 배꼽 좌우 양쪽으로 손가락 두 마디 정도 떨어진 곳에 위치한 천추혈을 찾는다.
2. 이 부위를 손가락을 이용해 꾹꾹 눌러준다.

2 이간

이간혈은 열기를 제거하고 종기를 가라앉히며 해독을 하는 혈자리로 병을 일으키는 열기인 열사를 흩뜨려준다. 감기로 열이 나고 목이 아플 때, 위가 좋지 않을 때 이간혈을 지압해주면 효과가 있다.

이렇게 하세요
1. 집게손가락 셋째 마디에서 엄지손가락 방향의 측면 중간에 위치한 이간혈을 찾는다.
2. 이 부위를 엄지손가락이나 이쑤시개로 꾹꾹 눌러준다.

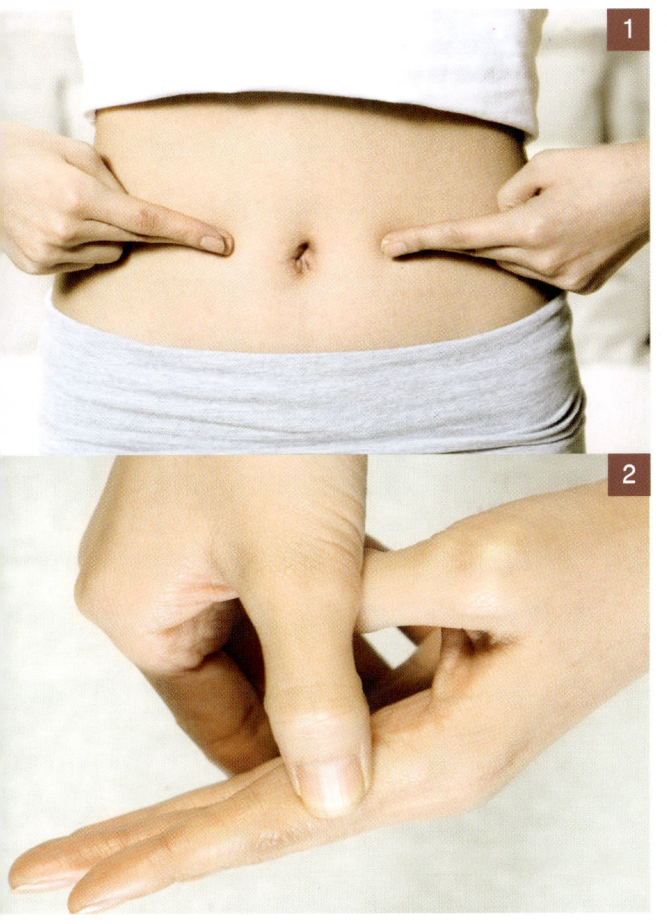
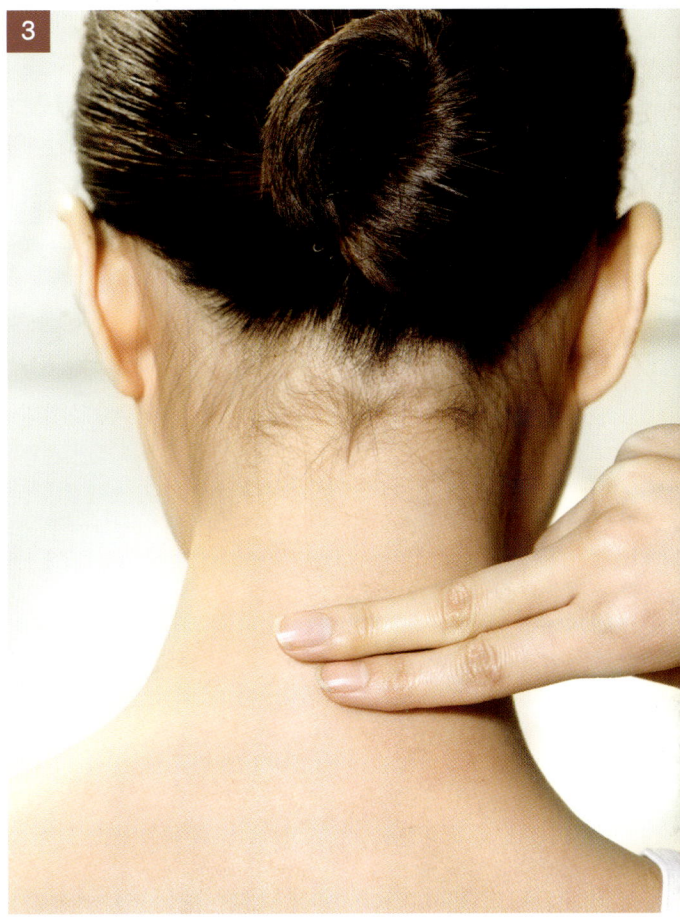

3 대추

대추혈은 목을 앞으로 숙였을 때 목과 등 사이 제일 튀어나온 제7경추 바로 아래 있는 경혈로 독맥과 삼양경이 만나는 중요한 혈자리이다. 모든 열성 질환에 사용되는 혈자리로 이곳을 지압하면 열이 내린다.

이렇게 하세요

1. 목이 끝나고 어깨선이 시작되는 목 뒤의 가장 아래 한가운데에 위치한 대추혈을 찾는다.
2. 이 부위를 손가락 두 개를 모아 꾹꾹 눌러준다.

열체질

"피부에 들이는 특별한 정성 하나!"
요일별 스킨케어

매일매일 하는 클렌징과 세안에 하나만 더 추가해보자. 내 피부를 위한 특별한 정성 하나가 피부 미인을 만든다. 하루 20분이면 몸속의 열기를 내려 잡티 없는 투명한 피부로 가꿀 수 있다.

열체질 피부 미인을 위한 뷰티 팁

피지 분비가 지나치게 왕성한 열체질 피부는 노폐물과 각질이 자연스럽게 떨어져나가지 못해 피부가 지저분해지기 쉽다. 따라서 꼼꼼한 세안과 더불어 정기적인 딥클렌징과 피지 제거로 피부 청결에 각별히 신경을 써야 한다. 열체질의 특성상 화농성 여드름도 잘 생기므로 여드름 관리도 소홀히 해선 안 된다.

월요일에는 모공 청소에 좋은 흑설탕 스크럽을 하고, 화요일에는 지저분한 얼굴 피지를 제거하기 위해 율피팩을, 수요일에는 복부 마사지로 숙변을 제거해 피부를 맑게 유지한다. 목요일에는 두피 스크럽으로 모발 청결에 신경을 쓰고, 금요일에는 열기를 가라앉히고 피부를 진정시키기 위해 알로에팩을 한다.

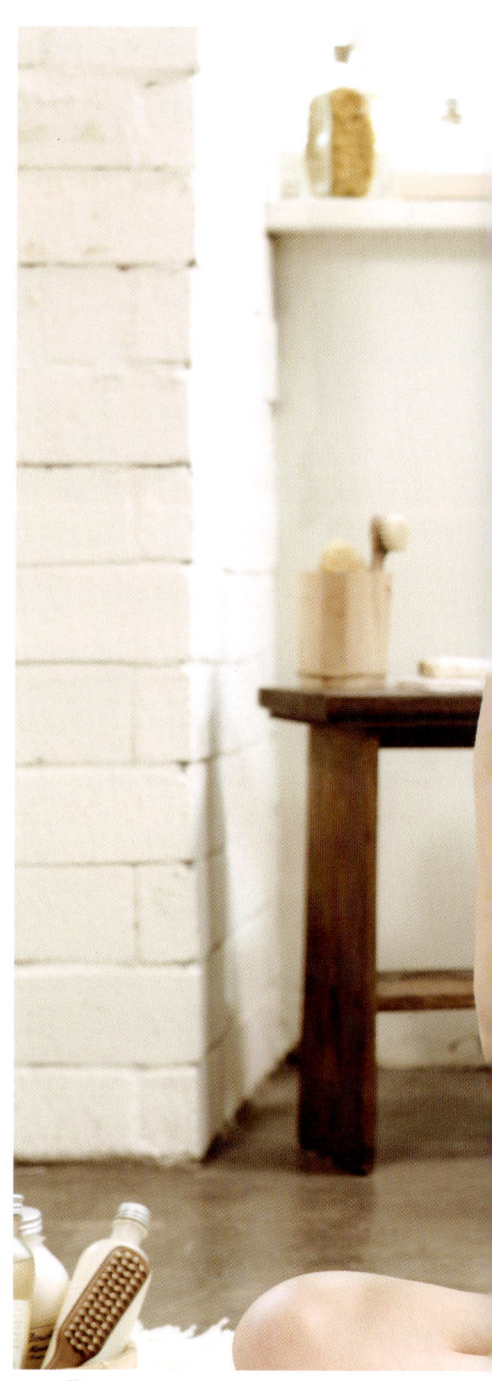

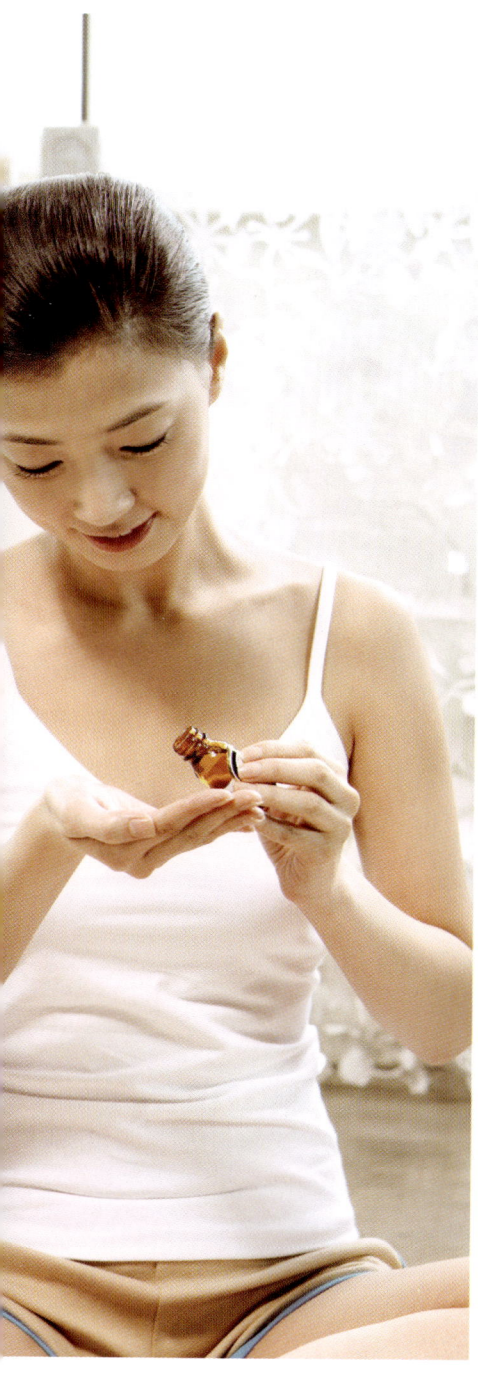

월요일 | 흑설탕 스크럽 하기

몸에 좋은 먹거리는 동시에 피부에 좋은 미용 재료가 된다. 흑설탕은 백설탕에 비해 미네랄, 비타민이 풍부해서 피부에 영양과 비타민을 공급한다. 또한 설탕은 결정이 크기 때문에 스크럽제로 사용하면 블랙헤드와 피지를 없애는 데 매우 효과적이며, 모공 수축 및 피부 진정 효과가 있어 민감한 피부의 필링제로도 적당하다. 곡식 클렌징 후 주말 동안 쌓인 피지와 각질을 흑설탕으로 깨끗하게 제거해보자.

이렇게 하세요

1. 흑설탕 1스푼에 요구르트 1스푼을 섞는다. 설탕을 완전히 녹이지 않도록 한다. 클렌징 크림에 흑설탕을 조금 섞어 사용하는 방법도 있다.
2. 얼굴에 바른 후 손가락에 힘을 주지 않고 부드럽게 마사지해준다.
3. 피지 제거 효과가 강력하므로 T존 부위에 집중적으로 한다.
4. 미지근한 물로 깨끗하게 씻은 후 찬물로 헹군다.

화요일 | 율피팩 하기

주중에도 한두 번은 피지 제거 팩을 해주어야 한다. 밤의 속껍질인 율피는 예로부터 노화 피부나 기미 피부에 민간요법으로 많이 이용되어 왔으며 특히 과도하게 분비된 피지를 깨끗하게 흡착하는 것으로 잘 알려져 있다. 또한 율피에는 타닌 성분이 풍부해서 모공이 넓고 지성인 피부에 사용하면 모공을 조여주는 효과가 있다. 모공이 넓고 땀구멍이 크고 피지 분비가 왕성한 사람이 율피팩을 하면 깨끗하고 매끈거리는 피부를 가질 수 있다. 페이스 요가 후 팩을 하고 깨끗하게 세안한다.

이렇게 하세요

1. 율피 가루 2스푼에 달걀흰자와 물을 조금 넣는다.
2. 1에 밀가루를 넣어가며 농도를 조절한다.
3. 얼굴에 거즈를 덮고 팩제를 바른 다음 20분 후에 떼어낸다.
4. 미지근한 물로 깨끗하게 씻은 후 찬물로 헹군다.

열
체
질

水 **수요일** | 복부 마사지 하기

피로가 쌓이기 시작하는 수요일에는 좀 더 신경 써서 샤워를 하자. 피로도 풀리고, 변비도 해소되는 효과를 얻을 수 있다. 몸속에 열이 많으면 수분이 흡수돼 변이 딱딱해지고 그러다보면 변비가 되기 쉽다. 따라서 열체질은 근본적으로 변비를 해결하거나 변비가 생기지 않도록 주의해야 맑고 깨끗한 피부를 가질 수 있다. 샤워를 할 때 10분만 복부 장 마사지에 투자한다면 장의 연동을 도와 변비 걱정을 덜 수 있다. 샤워 중 비누칠을 한 상태에서 하거나, 샤워 후 보디 오일을 바르면서 하게 되면 번거롭지 않게 일석이조의 효과를 얻을 수 있다. 한 달 정도만 꾸준히 하면 심했던 변비도 점차 해소될 것이다.

이렇게 하세요

1. 오른쪽 아랫배에서 시계 방향으로 주먹을 쥐고 둥글게 돌리면서 10번 정도 문질러준다.
2. 주먹을 쥐고 위에서 아래로 밀어내리듯 왼쪽 배를 10번 정도 문질러준다.
3. 주먹을 쥔 채 왼쪽 아랫배를 쥐어짜듯이 5번 정도 밀어낸다.

木 **목요일** | 두피 스크럽 하기

지성 두피는 심한 경우 매일 아침 머리를 감아도 저녁이면 머리가 떡이 지고 냄새가 난다. 미용상의 이유뿐 아니라 비듬이나 지루성 피부염이 유발되어 탈모로까지 이어질 수 있으므로 두피를 청결하게 관리해야 한다. 두피를 깨끗한 상태로 유지하기 위해 1주일에 한 번 정도 두피 스크럽을 해주고, 혈액 순환을 원활하게 하기 위해 빗으로 두피 전체를 두드리며 마사지해주자.

이렇게 하세요

1. 검은깨와 죽염 한 움큼을 1:1 비율로 섞어 믹서에 간다.
2. 샴푸 후 수건으로 머리카락을 눌러 물기를 대강 제거한 후 비닐 캡을 쓰고 스팀 타월을 한다.
3. 10분 후 각질이 불어나고 모공이 열리면 준비한 스크럽제를 두피 사이에 바르고 3분 정도 살살 문질러준다. 두피에 자극이 될 수 있으므로 지나치게 오래 하는 것은 좋지 않다.
4. 미지근한 물로 두피를 깨끗하게 헹군다.

금요일 | 알로에팩 하기

피지와 노폐물 분비가 많은 사람은 2~3일에 한 번 팩을 해주어도 무리가 없다. 화요일에 피지 제거 팩을 했다면, 금요일에는 피부 진정 팩을 해주자. 알로에는 피부 가려움증을 가라앉히는 항염 작용은 물론 수분 공급과 보습 효과 또한 우수해서 과다 피지와 화농성 여드름으로 고민하는 열체질에 적합한 천연 재료이다. 상품으로 나와 있는 알로에 분말 또는 알로에즙을 이용하거나 알로에를 직접 갈아서 즙을 내서 사용해도 된다. 다만 마트에서 알로에 줄기를 직접 구입해서 사용할 때는 남은 알로에 보관에 유의해야 한다. 남은 알로에를 공기가 통하지 않도록 랩으로 잘 싸서 냉장고에 보관하면 1개월 정도 사용할 수 있다.

이렇게 하세요

1. 알로에즙에 오이즙을 섞고 밀가루로 농도를 맞춘다.
2. 얼굴 전체에 팩제를 바른 후, 피부 트러블이 자주 일어나는 볼, 코, 턱 부분은 특히 두껍게 바른다.
3. 그 위에 랩을 씌우고 30분 후 미지근한 물로 씻어낸다. 마지막에 찬물로 헹구어 모공을 조여준다.

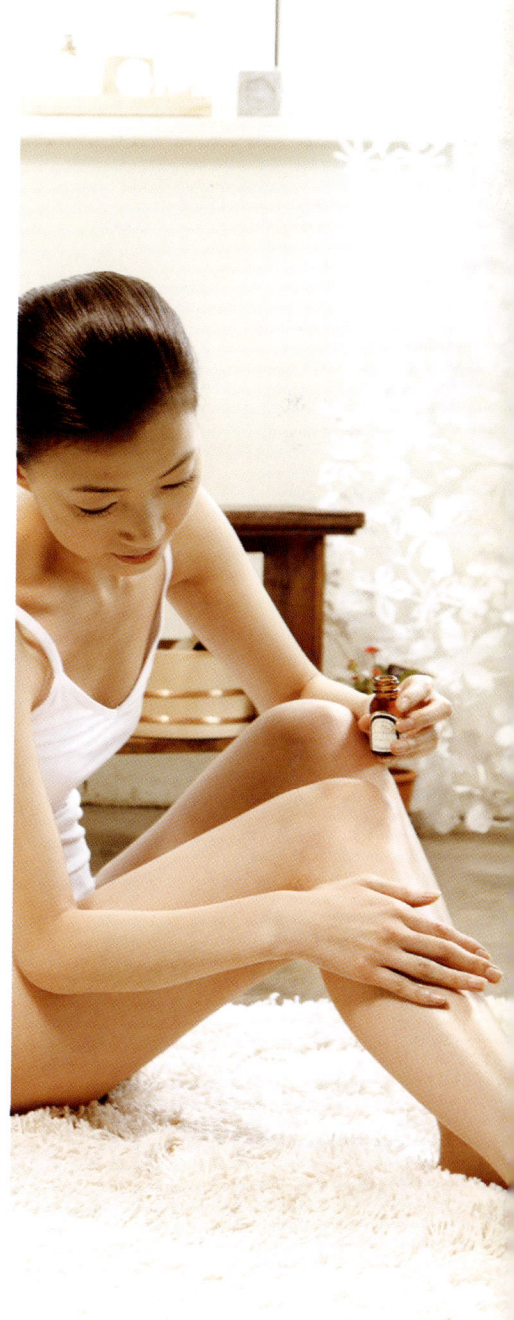

| Special tip | 열체질

계절별 피부 관리법

春 봄
겨울에 진정되는 기미를 보였던 피지는 봄이 되어 따뜻해지면 두 배로 극성을 부린다. 따뜻한 기온과 햇살에 피지는 마구 솟아나고, 여기에 황사에 먼지, 꽃가루까지 피지에 달라붙으면 피부는 말 그대로 엉망진창이 된다. 보통 1주일에 2번 정도는 피지 제거 팩을 해주어야 한다. 피지 분비가 심하다면 이틀에 한 번씩 피지 제거 팩을 해주어도 좋다. 또한 갑자기 늘어난 자외선은 피지 분비를 촉진시키는 작용을 하므로 자외선 차단제도 잊지 말자. 외출했다 돌아오면 먼저 화장부터 깨끗하게 지우고, 자기 전에 다시 한 번 클렌징을 해준다.

夏 여름
여름에는 피부의 열기를 내리는 관리를 해주어야 한다. 자주 찬물로 샤워를 하고, 세안을 할 때도 마지막에는 반드시 찬물로 헹군다. 녹차 우린 물이나 알로에즙, 스킨 등을 냉장고에 보관했다가 화장솜에 묻혀 얼굴에 올려놓고 간단하게 아이스 팩을 해주어도 좋다. 땀을 많이 흘리는 체질이므로 평상시 물을 많이 마신다. 또한 피지와 땀, 노폐물 등이 뒤섞여 모공을 막아 화농성 여드름이 심해질 수 있으므로 항상 피부 청결에 신경을 써야 한다.

秋 가을
하루하루 급속하게 기온이 내려가고, 아침저녁으로 기온 차이가 심한 가을에는 피부도 몸살을 앓는다. 수분이 부족해서 당기고, 건조해서 각질이 일어날 수 있다. 그렇다고 크림 제품을 바르면 화장이 번지고 모공이 막혀 화농성 여드름이 돋을 수 있으므로 사용을 자제해야 한다. 피부가 당길 때는 신선한 과일이나 채소 팩을 해서 각질 제거와 수분 공급 효과를 동시에 얻어야 한다.

冬 겨울
얼굴에 유분이 많다고 해서 겨울에도 스킨만 바르고 외출하는 사람이 있다. 차고 건조한 바람을 맞으면 피부가 빨리 늙는다. 아무리 유분이 많은 지성 피부라고 해도 겨울에는 수분 크림을 사용하는 것이 좋다. 특히 아이세럼을 잊지 말고 챙겨 바르자. 눈가나 입가, 목은 피지선이 발달해 있지 않아 잔주름이 생기기 쉽다.

"피지 제거, 모공 청소, 냉온 반신욕까지…"
아름다워지는 한 달 뷰티 스케줄

하루 10~20분만 투자하자. 매일매일 피부가 원하는 것을 귀 기울여 듣다보면, 당신의 피부는 놀랄 만큼 변화되어 있을 것이다. 열체질 피부를 위한 한 달 피부 관리 스케줄을 제안한다. 잊지 말자. 피부는 노력한 만큼 예뻐진다는 사실을!

sun	mon	tue	wed	thu	fri	sat
	흑설탕 스크럽	피지 제거 율피팩	복부 마사지	두피 스크럽	알로에팩	스팀 타월
특별 한방 팩 (3장 참고)	아이스 스킨토너 팩	변비 체크	차가운 생수 한 잔	달걀흰자 딥클렌징	스팀 타월	여드름 짜기
보디 곡식 스크럽	피지 제거 율피팩	녹차 아이스 아이 팩	스팀 타월	변비 체크	알로에팩	두피 스크럽
특별 한방 팩	흑설탕 스크럽	복부 마사지	변비 체크	피지 제거 율피팩	아이스 스킨토너 팩	스팀 타월
냉온 교대 샤워	녹차 아이스 아이 팩	미백 오이팩	달걀흰자 딥클렌징			

피부가 예민하고 트러블이 많다
냉열체질 피부

피지 제거와 수분 공급에 집중한다

건성 피부용 화장품을 쓰면 얼굴에 피지 분비가 넘쳐나고 지성 피부용 화장품을 쓰면 얼굴이 당기고 각질이 일어나는 사람이 있다. 이런 사람들은 피부 테스트를 받았을 때 수분 부족형 지성 피부라는 얘기를 듣는다.

유·수분의 함량으로 피부 타입을 구분하여 말할 때 지성, 건성처럼 명확히 구별되지 않는 타입을 복합성이라 말하듯, 냉·열체질로 명확하게 구별되지 않는 것이 냉열체질 피부이다. 이와 같은 사람은 피지는 피지대로 관리해주고, 수분은 수분대로 공급해주어야 한다. 어느 것 하나 소홀할 수 없다. 과도한 피지와 노폐물을 깨끗하게 제거해 여드름을 비롯한 각종 피부 트러블이 생기는 것을 막아야 하고, 더불어 수분을 공급해서 잔주름이나 각질이 생기는 것도 예방해야 한다.

과도한 피지와 노폐물로 막힌 모공을 청소하는 딥클렌징과 팩을 1주일에 한두 번 하고, 보습 관리용 팩을 1주일에 한번 정도 추가하면 적당하다. 속은 차갑지만 겉은 열기가 있는 체질이기 때문에 아우터 케어를 위한 재료는 성질이 차가운 게 좋다.

피부를 위한 아우터 케어뿐 아니라, 전신의 혈액 순환 관리도 기본이다. 냉열체질은 기본적으로 상하, 좌우의 기혈 순환이 원활하지 않고 냉기와 열기가 특정 부위에 뭉쳐 있어 피부에 문제가 생긴다. 따라서 혈액 순환을 촉진하는 반신욕이나 족욕 등을 통해 냉기와 열기가 고루 순환되게 해주어야 한다. 또한 일상생활 틈틈이 몸에 좋은 한방차를 마셔서 몸을 보하고, 1주일에 2~3번 정도는 걷기나 요가처럼 가벼운 운동을 병행해서 몸의 균형을 되찾도록 하자.

냉열체질의 1주일 피부 관리 스케줄

◆ 데일리 스킨케어

첫째, 깨끗한 피부를 위한 **곡식 클렌징과 세안**
둘째, 주름 없이 탱탱한 피부를 위한 **3분 페이스 요가**
셋째, 맑고 투명한 피부를 위한 **경혈 지압**

◆ 요일별 스킨케어

월요일 피지 제거하는 **달걀흰자 딥클렌징**
화요일 열은 내리고 수분은 공급하는 **해초팩**
수요일 상하 기혈 순환을 촉진하는 **익모초 반신욕**
목요일 오돌토돌한 하얀색 면포 **짜기**
금요일 피로와 냉기 없애는 **전신 샤워 마사지**

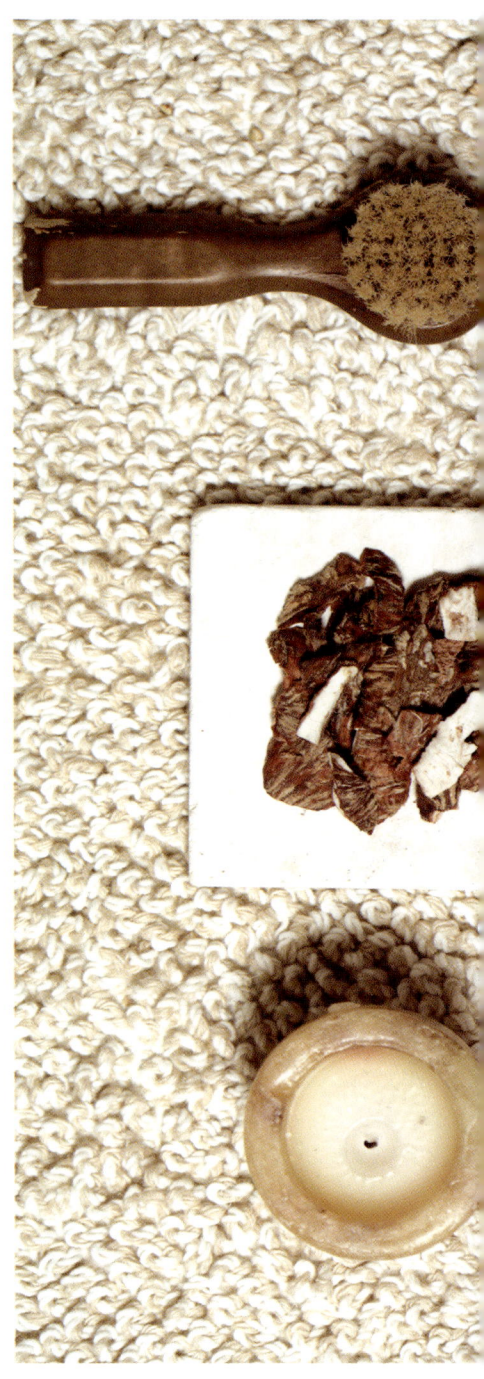

냉열체질

"세안부터 지압까지 하루 10분!"
데일리 스킨케어

냉열체질은 먼저 얼굴의 열기를 내려주는 게 필요하다. 열기를 내려주는 천연 재료를 이용해 아우터 케어를 하고, 몸속 냉기를 없애주는 이너 케어를 통해 몸의 균형을 맞추자.

깨끗한 피부를 위한
곡식 클렌징

뽀득뽀득 소리가 나야 씻은 것 같다고 말하는 사람이 있다. 그러나 이렇게 세정력이 강한 제품을 사용하면 수분까지 제거되어 피부가 건조해지기 쉽다. 노폐물과 유분을 깨끗하게 제거하면서도 수·유분의 균형을 맞추는 것, 건강한 피부를 위한 클렌징의 기초이다. 곡식 가루를 사용하면 자극 없이 각질을 제거하고 수분을 공급할 수 있다.

녹두 가루

녹두는 예로부터 화장독 해독제로 사랑을 받아온 곡식이다. 로이신, 라이신 등의 필수 아미노산이 풍부하며 불포화 지방산이 주성분을 이루고 있어 피부를 하얗고 매끄럽게 만들어준다. 또한 미세한 거품을 내는 녹두의 사포닌 성분은 묵은 때와 잡티를 제거하는 데 효과적이다. 녹두 가루로 클렌징을 꾸

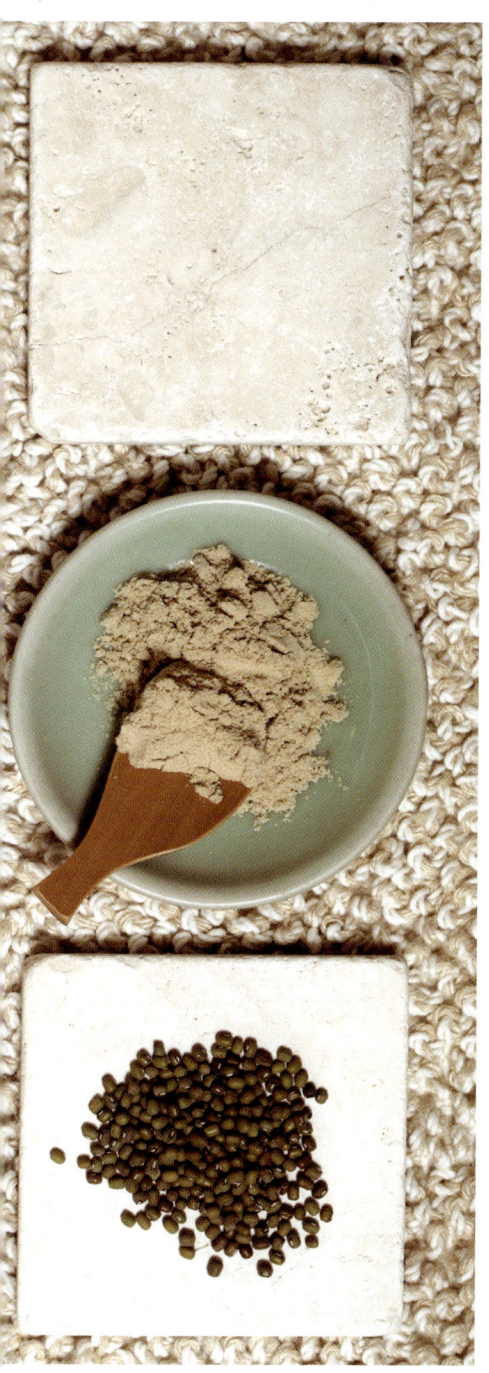

준히 하면 얼굴의 열이 내리는 것은 물론 모공까지 깨끗해지는 일석이조의 효과를 얻을 수 있다.

황토 가루

황토는 피부 노화 방지, 혈액 순환 촉진, 체내 노폐물 배출 등에 탁월한 효과가 있다. 황토 가루로 클렌징을 하면 피부 온도를 높여 피부에 쌓인 노폐물과 독을 제거해준다. 보습 작용도 탁월하다.

율피 가루

여드름으로 고생하는 냉열체질이라면 밤의 속껍질, 율피가 좋다. 율피에 들어 있는 타닌 성분은 모공 수축 효과가 뛰어나 과도한 피지 분비로 모공이 커진 지성 피부에 적합하다. 요구르트나 우유를 섞어 팩을 하면 여드름도 가라앉혀주고 피지와 노폐물도 깨끗하게 제거되며, 클렌징 제품에 섞어 사용하거나 생수에 개어 딥클렌징을 해주면 피부가 맑고 깨끗해진다.

쌀겨 가루

쌀겨에는 비타민 A를 비롯해서 철분, 인 등의 무기질이 함유되어 있어 피부에 사용하면 신진대사가 활발해지고 혈행이 좋아져 혈색이 맑아진다. 쌀겨 가루로 팩을 하거나 스크럽을 하기도 하며, 클렌징제에 섞어 마사지를 해주면 노폐물이 제거되고 미백 효과까지 기대할 수 있다.

이렇게 하세요

1. 곱게 간 곡식 가루 1티스푼을 클렌징제에 잘 섞는다.
2. 거품을 만들어 이마와 코를 꼼꼼하게 마사지하듯 문질러주고 뺨은 자극이 가지 않도록 부드럽게 문질러준다.
3. 미지근한 물로 모공에 곡식 가루가 남지 않도록 충분히 헹군다.
4. 마지막에 찬물로 헹구어 모공을 조여준다.

피부를 건강하게 하는 한방 세안

여드름 피부나 지성 피부는 미지근한 물보다는 따뜻한 물로 세안을 해서 피지를 충분히 녹인 다음, 마지막은 찬물로 헹구어 모공을 조여주어야 한다. 이때 냉열체질에 맞는 천연 재료를 첨가한다면 더 높은 효과를 기대할 수 있다.

녹차물 세안
연예인들의 피부 미용법으로 가장 많이 소개되는 것이 녹차이다. 세수하고, 팩을 하고, 마시고…. 어떻게 하든 피부에 도움이 되는 재료이다. 매일 아침저녁으로 녹차 우린 물에 세수를 하면 피부에 탄력이 생기고 여드름도 치료되며 피부 노화도 방지할 수 있다. 녹차의 플라보노이드 성분은 모공 속에 끼어 있는 노폐물을 깨끗하게 청소해주고, 녹차에 풍부한 비타민 C와 다량의 토코페롤은 기미, 주근깨의 형성을 억제해준다. 또한 녹차는 성질이 차기 때문에 겉으로 올라오는 열기를 식혀주는 좋은 세안 재료라 할 수 있다.

이렇게 하세요
1. 클렌징제로 깨끗이 세안한다.
2. 미지근한 물에 녹차 가루 1티스푼을 섞는다. 녹차 티백을 우려 사용해도 된다.
3. 녹차물이 피부에 잘 스며들도록 얼굴을 두드려준다.
4. 마지막에 찬물로 깨끗하게 헹구어 모공을 조여준다.

홍차물 세안
냉열체질에 홍차는 녹차보다 한 수 위이다. 녹차는 마시면 몸을 차게 만들지만, 홍차는 몸을 따뜻하게 만들기 때문이다. 따라서 속은 냉하고 겉은 열감이 있는 냉열체질에 적합하다. 홍차에는 비타민과 칼슘, 마그네슘, 불소 등 미네랄 성분이 풍부하여 피부를 건강하게 지켜주며 얼굴의 과도한 피지를 말끔히 제거해주는 효과도 있다.

이렇게 하세요
1. 따뜻한 물 1컵에 홍차 티백을 넣어 우려낸다.
2. 세면대에 미지근한 물을 받은 다음에 홍차 우린 물을 섞는다.
3. 클렌징 후 홍차물로 헹구어준다.

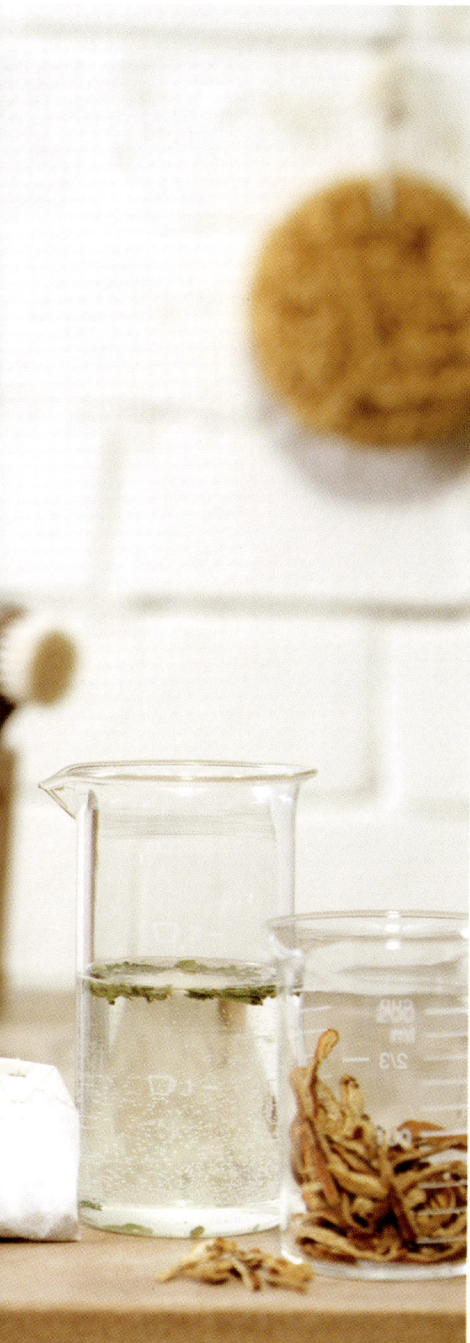

4. 마지막에 찬물로 깨끗하게 헹구어 모공을 조여준다.

진피물 세안

노랗게 잘 익은 감귤의 껍질을 말린 것을 진피라고 한다. 귤껍질에 풍부한 각종 비타민이 피부를 매끄럽게 하고 혈색을 좋게 한다. 진피물로 세안을 하면 각질 제거와 미백 효과를 기대할 수 있지만 주의할 점이 있다. 감귤에 있는 미백 성분은 자외선을 받으면 오히려 기미를 만들 수 있으므로 깨끗하게 헹구어주어야 한다. 목욕물에 담가 입욕제로 사용해도 좋다.

이렇게 하세요

1. 말린 감귤 껍질 한 움큼과 물 2*l*를 냄비에 넣고 끓인다.
2. 물이 반으로 줄어들면 체에 물만 걸러 냉장고에 보관한다.
3. 세안 물에 진피물 1컵을 섞는다.
4. 진피물이 피부에 잘 스며들도록 얼굴을 두드려준다.
5. 미지근한 물로 깨끗하게 헹구어준다.

Tip 귤껍질 말리기

1. 귤을 먹기 전에 껍질을 소금으로 깨끗하게 씻는다.
2. 껍질을 벗겨 마르기 전에 채를 썬다.
3. 소쿠리나 흰 종이 위에 널어서 말린다.

주름 없이 탱탱한 피부를 위한 3분 페이스 요가

값비싼 화장품보다 하루 5분씩 하는 마사지가 피부에는 훨씬 효과적이다. 얼굴을 부드럽게 문지르며 마사지를 해주면 뭉친 근육이 풀리고 혈행의 흐름이 좋아져 탱탱한 피부를 만들 수 있다. 얼굴 마사지는 간단한 손동작만으로도 혈액 순환과 신진대사를 돕고 노폐물을 원활하게 제거하는 효과가 있다. 세안 후 맨얼굴로 하는 것이 좋지만 피부가 심하게 당긴다면 스킨과 로션을 바른 후 하는 것도 괜찮다. 단, 피부 표피층이 얇은 민감성 피부는 트러블이 생길 수 있으므로 주의한다. 얼굴 마사지를 하기 전 목 마사지를 해주면 혈액 순환이 좋아져 효과가 배가된다.

1 손바닥으로 목 문지르기
양 손바닥을 따뜻해질 때까지 비빈 후 목을 아래에서 위로 10번 이상 반복해서 문지른다.

2 관자놀이 누르기
양쪽 관자놀이를 손바닥을 이용해 꾹꾹 눌러준다.

3 눈 주위 마사지하기
손바닥의 두꺼운 부위로 눈 주위를 원을 그리며 돌려준다. 피부 밑의 뼈가 느껴질 정도로 힘껏 누르면서 마사지한다.

4 턱 위로 올리기
턱과 입 주위를 아래에서 위로 튕기듯이 올려준다. 가벼운 자극이 느껴질 정도로만 한다.

5 손바닥으로 얼굴 눌러주기
손바닥으로 턱 아래부터 이마까지 얼굴 라인을 따라 가볍게 눌러준다. 15번 반복한다.

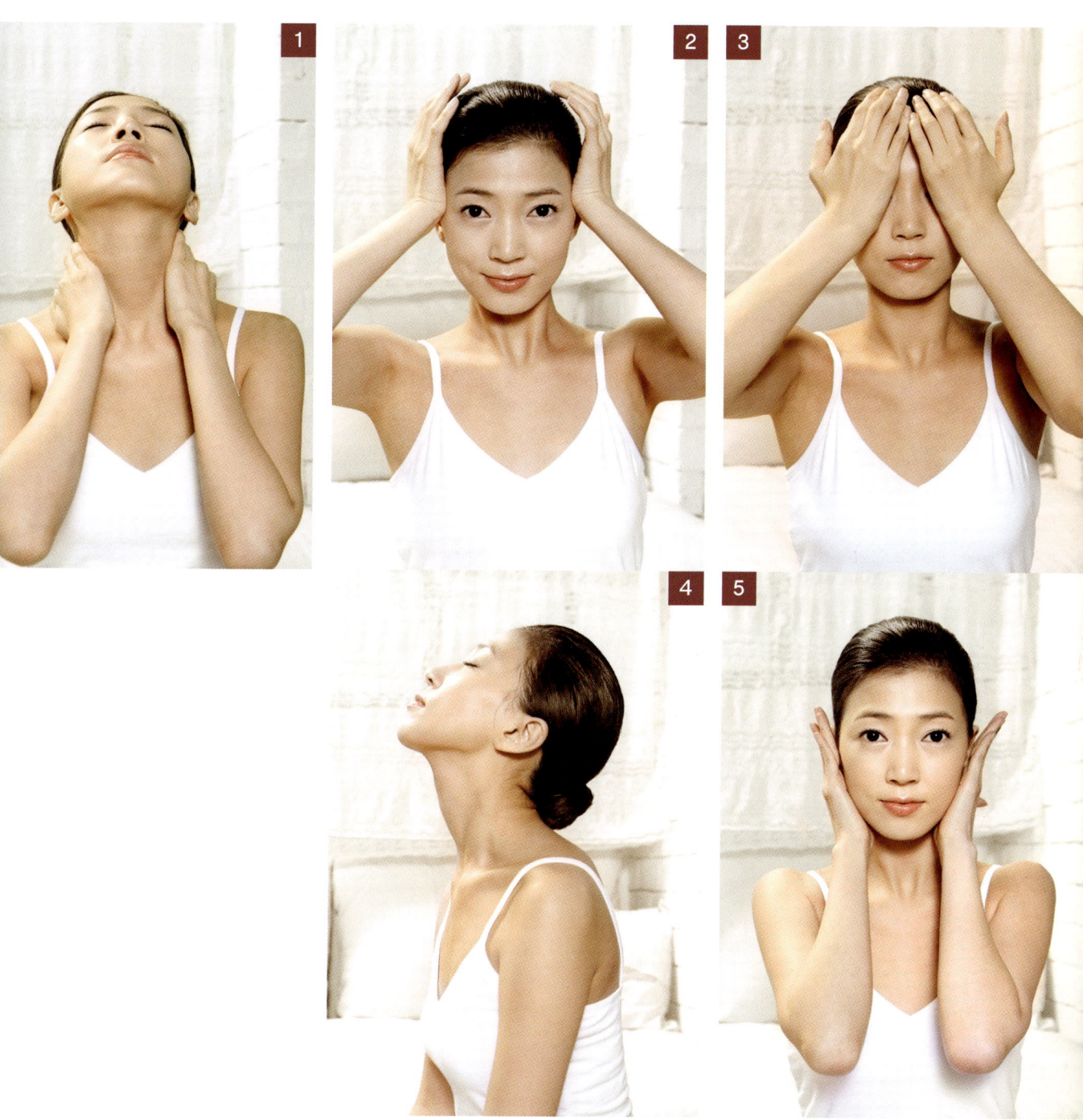

PART 2 매일매일 예뻐지는 한방 데일리 케어 85

맑고 투명한 피부를 위한 경혈 지압

경혈을 자극하면 냉기와 열기가 조화를 이루고 이는 곧 몸의 균형을 바로잡는 데까지 나아간다. 경락은 기와 혈이 흐르는 통로를 가리키고, 경혈은 경락 중 기와 혈이 괴거나 괴기 쉬운 지점을 말한다. 한마디로 침과 뜸을 놓는 기혈의 급소가 되는 지점이 바로 경혈이다. 경혈의 기준이 되는 곳 주위를 누르다보면 통증이 느껴지는 곳이 있다. 그곳을 수시로 자극해보자. 몸속의 냉기는 사라지고, 몸 밖의 열기는 가라앉을 것이다.

1 백회
백회혈은 백 가지 중요한 기운이 모인다는 의미의 경혈로 인체의 다섯 가지 경맥이 교차되어 오회혈이라고도 부른다. 이곳을 자극하면 손발은 차가운데 허열이 떠서 나타나는 두통, 어지럼증, 뒷목 뻣뻣함, 얼굴의 상열감, 안면 홍조 등의 증상이 완화된다.

이렇게 하세요
1. 양쪽 귀에서 똑바로 올라간 선과 미간의 중심에서 올라간 선이 교차하는 머리의 꼭대기 부위에서 백회혈을 찾는다.
2. 이 부위를 엄지손가락이나 이쑤시개 등 뾰족한 것으로 눌러가며 자극을 준다.

2 삼초수
삼초수는 전신의 혈액 순환을 조절하는 경혈로 자율신경이 균형을 잃고 몸이 벌겋게 달아오르거나 갑자기 차가워지는 증상을 진정시키는 효과가 있는 혈자리이다. 열에너지의 조절원이며 혈액 순환의 원동력이 된다.

이렇게 하세요
1. 제1요추, 즉 허리뼈의 양쪽에서 손가락 두 마디만큼 떨어진 부위에서 삼초수혈을 찾는다.
2. 이 부위를 엄지손가락이나 이쑤시개 등 뾰족한 것으로 눌러가며 자극을 준다.

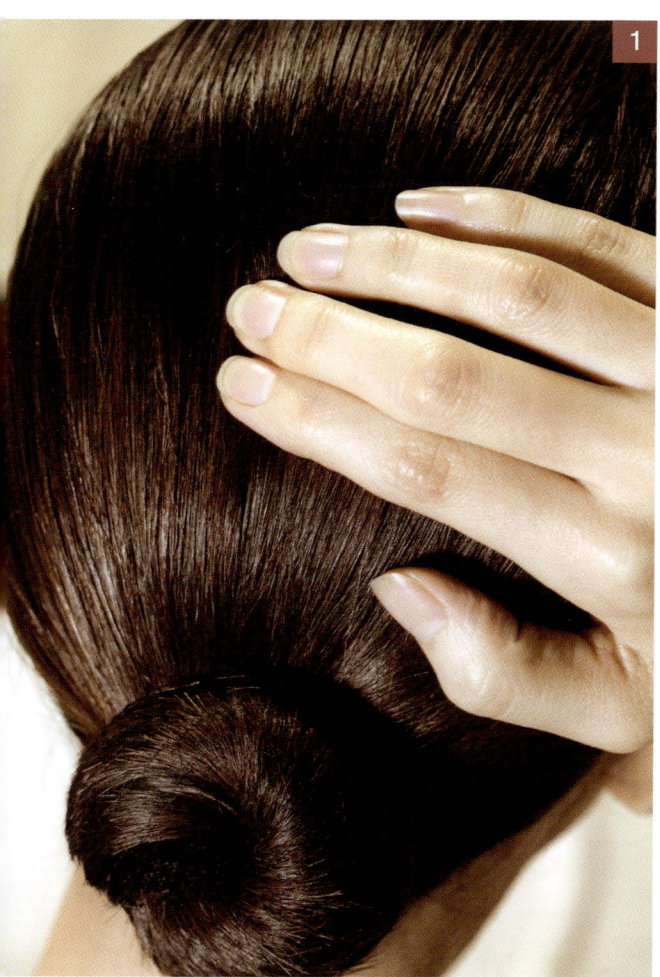
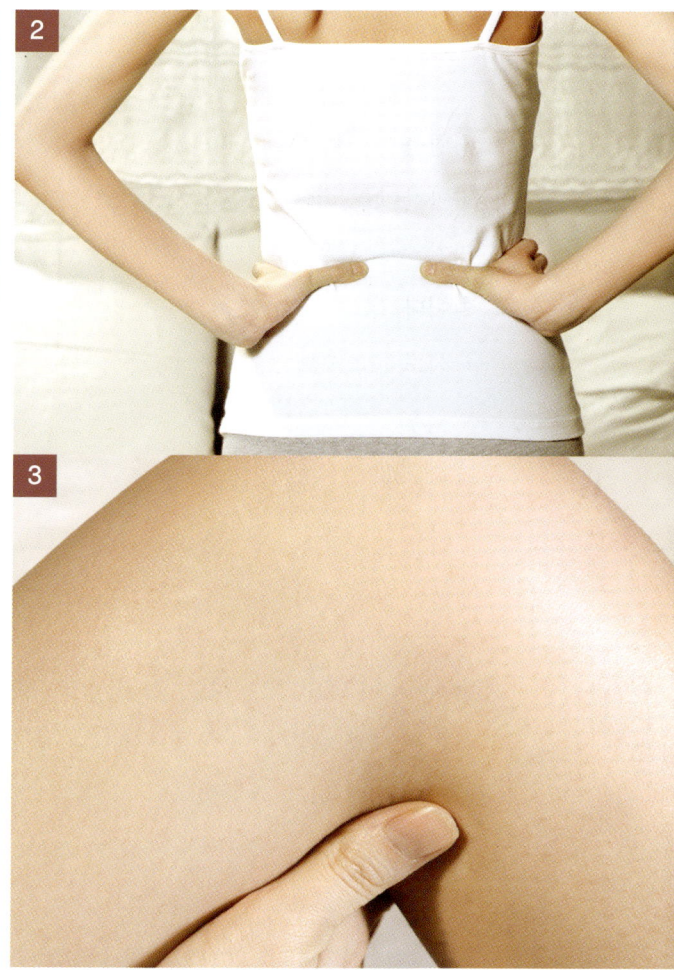

3 음곡

인체의 한냉 대사를 총괄하는 곳으로 특히 냉체질에 좋다. 몸속에 쌓인 수분과 노폐물을 배출시켜주어 부기를 뺄 때도 효과적이다.

이렇게 하세요

1. 무릎을 구부렸을 때 무릎 뒤쪽 접히는 주름 부분의 안쪽 끝, 엄지발가락 쪽에서 음곡혈을 찾는다.
2. 이 부위를 엄지손가락이나 이쑤시개 등 뾰족한 것으로 눌러가며 자극을 준다.

냉열체질

"피부에 들이는 특별한 정성 하나!"
요일별 스킨케어

매일매일 하는 클렌징과 세안에 하나만 더 추가해보자. 내 피부를 위한 특별한 정성 하나가 피부 미인을 만든다. 하루 20분이면 냉기와 열기가 균형을 이루는 건강한 피부로 가꿀 수 있다.

냉열체질 피부 미인을 위한 뷰티 팁

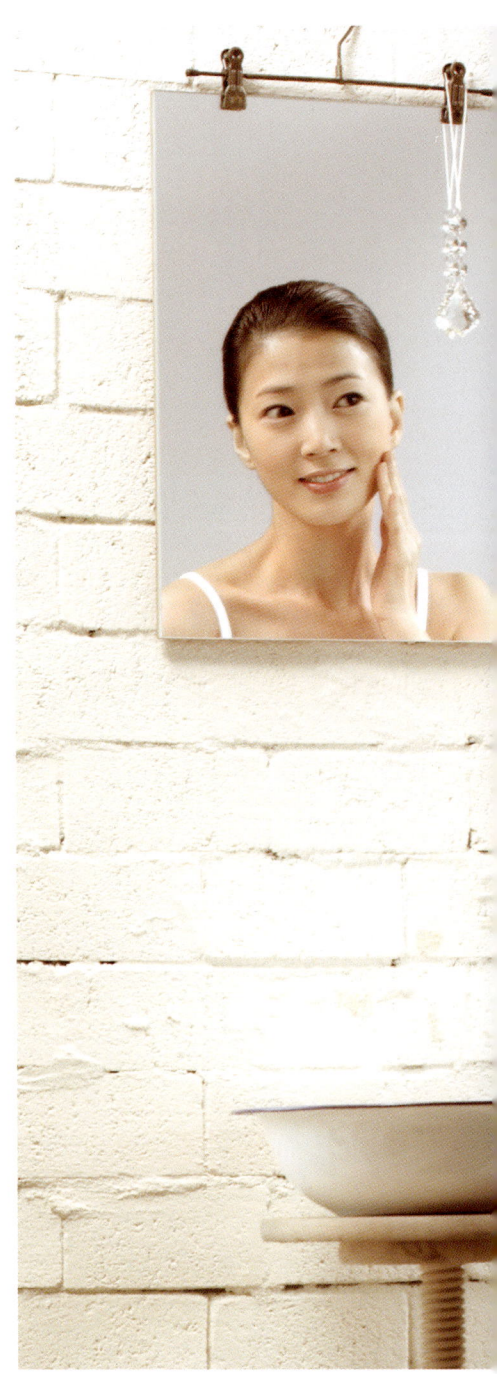

몸속에는 냉기가 가득하고 몸 밖, 특히 얼굴에는 열기가 몰리는 냉열체질. 이러한 체질에서 가장 흔한 것은 수분 부족형 지성 피부이다. 피부가 쉽게 거칠어질 뿐 아니라, 트러블도 잦아 좁쌀 여드름 등이 잘 생긴다. 따라서 피지는 제거하고 수분은 공급하는 아우터 케어와 상체에 몰려 있는 열기를 하체로 내려주는 이너 케어가 필요하다.

    월요일에는 얼굴 피지를 말끔히 제거해주는 딥클렌징을 하고, 화요일에는 열은 내리고 수분은 공급하는 해초 팩을, 수요일에는 온몸의 기혈 순환을 원활하게 하는 익모초 반신욕을 한다. 목요일에는 오돌토돌한 얼굴 뾰루지를 없애기 위해 하얀색 좁쌀 면포를 짜고, 금요일에는 전신 샤워 마사지로 냉기를 잡는다.

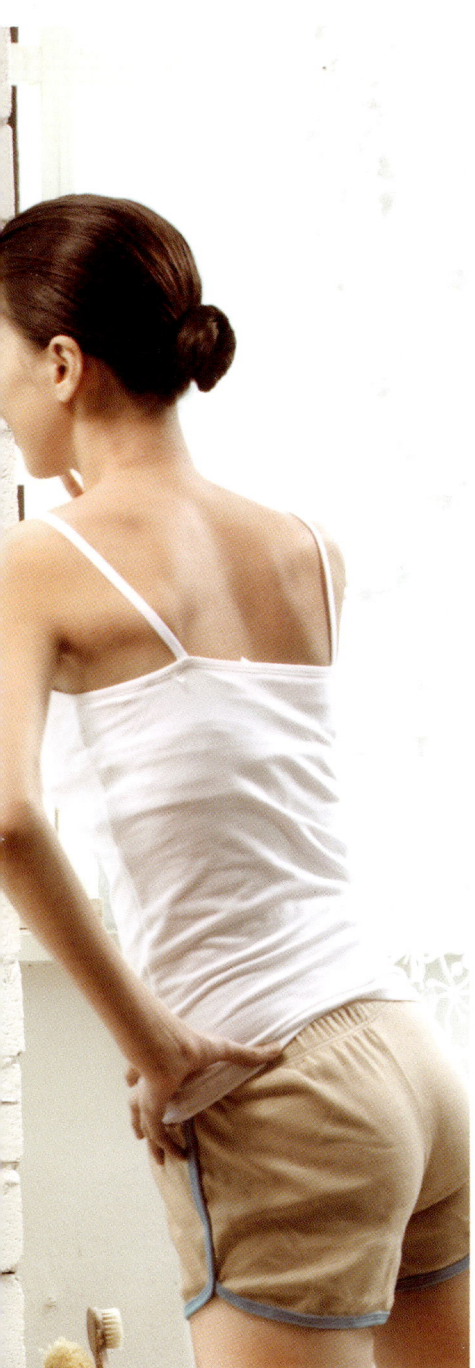

월요일 | 달걀흰자 딥클렌징 하기

주말 동안 쌓인 피지와 각질을 깨끗하게 제거해주자. 냉체질은 피부로 발산하는 힘이 부족해서 피지가 많이 생기는 편인데 이때 달걀흰자를 이용해 딥클렌징을 하면 효과적이다. 달걀흰자에 우유, 밀가루를 섞어 팩을 해도 딥클렌징 효과를 얻을 수 있다. 곡식 클렌징 후에 하거나 대신 해도 좋다.

이렇게 하세요

1. 클렌징 후 스팀 타월로 모공을 열어준다.
2. 달걀흰자를 풀어 하얗게 거품을 낸 뒤 비누처럼 얼굴에 문지른다.
3. 블랙헤드가 두드러지는 코는 좀 더 집중적으로 마사지를 해준다.
4. 미지근한 물로 깨끗하게 씻은 후 마지막은 찬물로 헹구어준다.

화요일 | 해초팩 하기

해조류는 성질이 차가워서 피부의 나쁜 열을 가라앉힌다. 그중 다시마는 미네랄이 풍부해 몸의 신진대사를 활발하게 해주는데, 기혈 순환이 원활하지 않아 피부가 거칠고 트러블이 잘 일어나는 사람에게 특히 좋다. 피부가 매우 건조한 사람이 다시마팩을 하면 탄력과 윤기를 되찾을 수 있다. 다시마를 직접 갈아서 사용하면 좋고, 시중에 나와 있는 해초 가루를 이용해도 괜찮다.

이렇게 하세요

1. 해초 가루 2스푼을 물에 개어 걸쭉하게 만든다.
2. 여기에 피부 타입에 따라 건성 피부는 꿀 1티스푼이나 달걀노른자, 지성 피부는 녹차 가루 1티스푼을 첨가해 섞어준다.
3. 얼굴에 거즈를 덮고 팩제를 바른다.
4. 20분 후 미지근한 물로 씻는다.
5. 마지막에 찬물로 헹구어 모공을 조여준다.

水 **수요일** | 익모초 반신욕 하기

피로가 쌓이기 시작하면 기혈 순환이 더욱 정체된다. 1주일에 한두 번이라도 반신욕을 해주면 몸속의 냉기가 사라지고, 상체의 열기가 가라앉는 걸 느낄 수 있을 것이다. 익모초는 여성 질환 치료의 대표적인 한방 재료로 하체를 따뜻하게 해서 어혈을 없애고 자궁의 혈액 순환을 돕는다. 반신욕이 번거롭다면 대야에 익모초 우려낸 물을 붓고 배꼽이 약간 잠길 정도로 좌욕을 하는 것도 좋다.

이렇게 하세요
1. 2ℓ의 물에 익모초를 한 움큼 넣고 10분 정도 끓인다.
2. 욕조에 체온보다 조금 높은 40도 안팎의 따뜻한 물을 받는다.
3. 익모초 달인 물을 받아놓은 욕조 물에 섞는다.
4. 세안과 샤워를 한 후 욕조에 앉아 가슴 명치 아래까지 몸을 담근다. 이때 양팔은 반드시 물 밖으로 나오도록 한다.
5. 20~30분 동안 휴식을 취하면서 땀을 낸다.
6. 마른 수건으로 몸의 물기를 완전히 말린 후 양말을 신어 몸속 열기를 보존한다.

木 **목요일** | 하얀색 좁쌀 면포 짜기

냉체질은 화농성 여드름보다는 하얀색 좁쌀 여드름이 발생하는 경우가 많다. 이런 여드름은 피부를 오톨도톨하게 만들 뿐 아니라 짜내지 않으면 없어지지 않는다. 붉게 성이 나거나 곪은 여드름이 아니라면 집에서 짜도 크게 덧나지 않는다. 주의할 것은 하얀 면포는 완전히 위로 올라올 때까지 기다렸다 짜야 한다는 것. 깊이 박혀 있을 때 짜면 오히려 덧나고 모세혈관이 파괴되어 갈색 흉터가 남을 수 있다. 세안 후 하는 게 좋고, 면봉으로 가볍게 눌렀을 때 나오지 않는 것은 그냥 두었다가 병원에 가서 짜자.

이렇게 하세요
1. 클렌징 후 스팀 타월로 모공을 열어준다.
2. 면봉 두 개로 좁쌀 같은 면포를 가볍게 짜준다.
3. 모공이 막혀 나오지 않는 것은 가장 가느다란 일회용 주사기 바늘로 살짝 찔러 각질을 떼어내어 모공을 열어준 후 소독된 압출기로 짜낸다. 피부가 빨개질 정도로 무리해서 짜지 않도록 주의한다.
4. 면포를 짠 후에는 화장품을 바르지 않고 얼음 찜질을 해 모공만 조인다.

금요일 | 전신 샤워 마사지 하기

1주일 동안 쌓인 피로와 냉기를 샤워를 하면서 제거해 보자. 아침 혹은 저녁에 간단하게 5~10분 정도 몸을 씻어내는 샤워는 간단하지만 잘만 이용하면 꽤 좋은 효과를 볼 수 있는 냉기 치료법이다. 샤워를 할 때 따뜻한 물과 수압을 이용해 전신을 마사지하면 혈액 순환이 좋아지고 신진대사가 더욱 활발해져 몸속에 남아 있던 냉기가 빠져나간다.

또한 샤워를 하면 장에 적당한 자극을 주어 변비 해소에도 도움이 된다. 아랫배 부위는 샤워할 때의 물 온도보다 조금 높은 40도 정도로 마사지를 해주고, 다리는 찬물과 더운물을 번갈아가며 마사지해주자.

이렇게 하세요

1. 보디 클렌저로 피부에 쌓인 노폐물을 깨끗하게 제거한다. 미지근한 물로 거품을 씻어낸다.
2. 물의 온도와 수압을 높여 배부터 자극하기 시작한다. 배꼽을 중심으로 시계 방향으로 큰 원을 그리듯이 샤워기를 돌려주며 마사지한다. 아랫배의 냉기를 해소하는 데 도움이 된다.
3. 샤워기를 발바닥에서 가까이했다 멀리 했다를 반복하면서 수압에 변화를 준다. 발바닥에 가해지는 자극이 더 커진다.
4. 샤워기로 작은 원을 그리면서 발꿈치부터 엉덩이까지 천천히 올라간다. 다리 뒤쪽의 무릎 관절을 집중적으로 자극한다.
5. 찬물로 다리 위아래로 오르내리며 다시 한 번 마사지를 한다. 이렇게 찬물과 더운물로 3번 반복한다. 하체의 혈액 순환을 돕는다.
6. 찬물로 전신 샤워를 마친다.

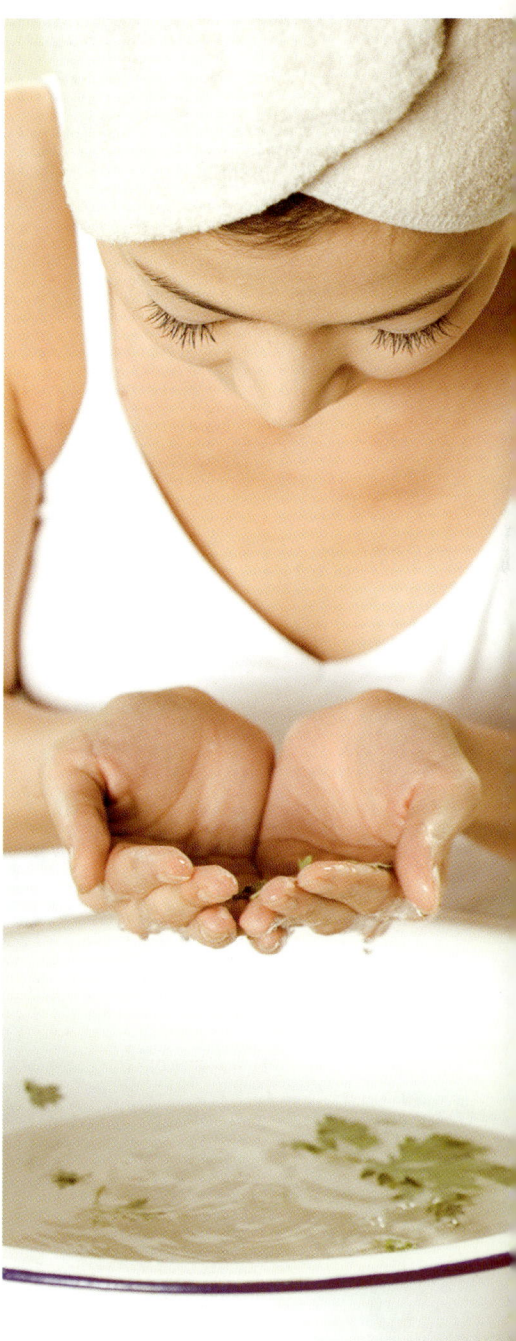

| Special tip | 냉열체질

계절별 피부 관리법

봄철에 가장 주의해야 할 점은 피지 분비이다. 갑작스러운 기온 상승으로 피지 분비가 많아지고, 과도한 피지 분비는 모공을 막아 여드름을 유발한다. 황사와 꽃가루 등으로 인해 피부가 예민해질 수 있기 때문에 집에서 여드름을 짰다가는 흉터가 남을 수 있다. 어설프게 집에서 여드름을 짜기보다는 병원을 찾는 게 현명하다. 모공 관리를 위해 딥클렌징과 피지 흡착 팩을 1주일에 한두번 정도 잊지 말고 해주어야 하고, 매일 스팀 타월을 해주어도 좋다. 스팀 타월을 한 후에는 반드시 찬물로 모공을 조이는 것을 잊지 말자.

날씨가 워낙 덥고 습하기 때문에 모공도 활짝 열리고 피지 분비도 왕성해진다. 이때 유분이 많은 제품의 사용을 최대한 자제하고 산뜻한 젤 타입이나 오일 프리 제품으로 바꾸어야 한다. 피지를 컨트롤해주는 제품도 뽀송뽀송한 얼굴을 만드는 데 도움이 된다. 또한 스킨을 냉장고에 보관하여 사용하면 피부 온도를 낮출 수 있다. 무더운 날씨와 과도한 자외선 등으로 인해 탄력을 잃은 피부에 오이나 감자 등으로 팩을 해주는 것도 잊지 말자. 샤워 후나 세안 후에는 반드시 찬물로 헹구어 피부에 생기와 활력을 더해주자.

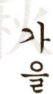

가을이 되면 피지 분비는 여전하면서도 피부가 당기는 걸 느낀다. 영양 공급도 중요하지만, 수분 공급이 더욱 중요한 시기이다. 딥클렌징과 수분 팩에 특히 신경 써야 한다. 얼굴이 당긴다고 유분감이 있는 영양 크림을 발랐다가는 여드름이 돋을 수 있다. 유분감 없는 수분 크림이나 수분 젤을 얼굴에 충분히 발라주는 것이 좋다.
여름에는 끈적이는 게 싫어 아이세럼을 잘 안 바르는 사람이 많은데 가을에는 잊지 말고 발라야 한다. 눈가 주름이 가장 많이 늘어나는 시기이다.

겨울에 손발은 더욱 차가워지고, 반대로 얼굴의 상열감은 더욱 심해지는 경향이 있다. 매일 간단하게 샤워를 하기보다는 1주일에 한 번 탕욕을 하는 것이 좋다. 혈액 순환이 원활해져 피부가 좋아진다. 겨울이 되면 차고 건조한 바람 때문에 피부의 각질층이 두꺼워진다. 각질이 두꺼워지면 피지 분비가 왕성한 냉열체질은 모공이 막혀 여드름이 생길 수 있다.
1주일에 한두 번 정도는 딥클렌징과 곡식 팩으로 각질을 제거해주어야 한다. 피부가 건조하다고 화장품을 많이 바르면 오히려 모공을 막을 수 있으므로 적은 양을 바른 후 손바닥으로 감싸 충분히 흡수되게 하는 것이 좋다.

"스크럽, 아이 팩, 보디 마사지까지…"
아름다워지는 한 달 뷰티 스케줄

수분은 부족하고 유분은 넘치는 냉열체질을 위한 한 달 피부 관리 스케줄을 제안한다. 팩에서부터 자외선 차단까지 하루 10~20분의 투자로 당신도 쌩얼 미인이 될 수 있다. 꾸준한 노력만이 윤기 있고 건강한 피부로 만들어준다.

sun	mon	tue	wed	thu	fri	sat
	달걀흰자 딥클렌징	수분 공급 해초팩	익모초 반신욕	면포 짜기	냉기 잡는 샤워 마사지	헤어 트리트먼트
특별 한방 팩 (3장 참고)	경혈 지압	모공 줄이는 율피팩	자외선 차단 확인!	녹차 아이 팩	쌀겨 스크럽	냉온욕
헤어 트리트먼트	스팀 타월	면포 짜기	피부 재생하는 양배추팩	입술 꿀팩	아이 시트 팩	우유 보디 마사지
특별 한방 팩	경혈 지압	탄력 돕는 냉온 세안	수분 공급 해초팩	모공 청소 스팀 타월	면포 짜기	모공 줄이는 율피팩
익모초 반신욕	녹차 아이 팩	달걀흰자 딥클렌징	잡티 제거 과일 팩			

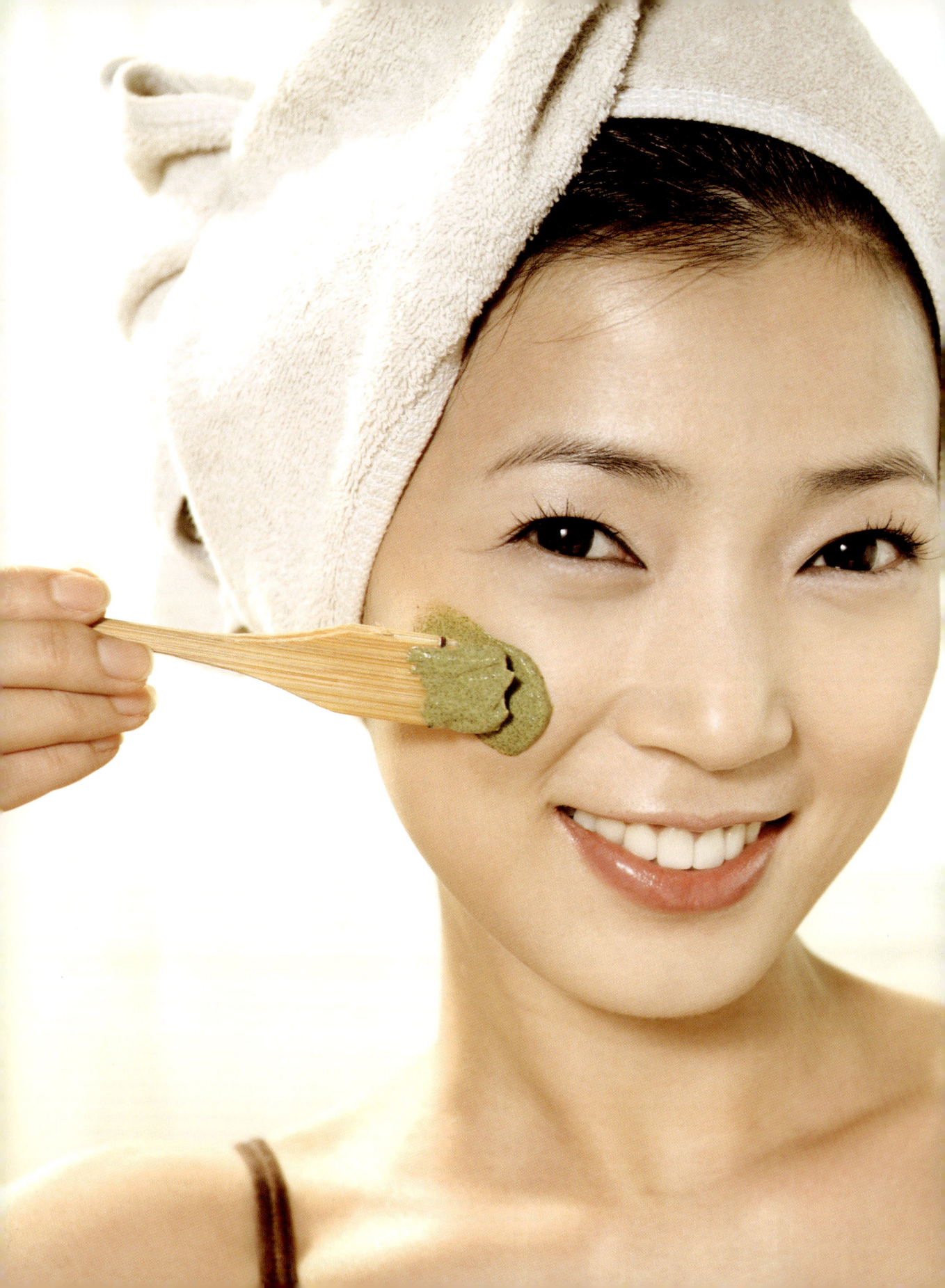

PART 3

문제성 피부를 위한
특별 한방 팩

여드름, 기미, 주름 등 누구나 피부 고민을 한 가지씩 갖고 있다.
특별 한방 팩으로 문제성 피부를 다스려 피부 귀족으로 거듭나보자.

주말 30분이면 피부 고민 끝!
문제성 피부 관리

한방 팩으로 피부 트러블을 잠재운다

어느 날 거울을 보다가 이런 푸념을 할 때가 있다.
"요새 좀 무리한다 싶었더니 그새 다크서클이 생겼네."
"피부가 계절을 타나…? 부쩍 까칠해지고 하얗게 각질이 일어나네."
"왜 이렇게 피부가 탄력이 없고 늘어지지? 모공까지 넓어졌잖아!"

주말에 딱 30분만 투자하면 이런 피부 고민을 모두 해결할 수 있다. 피부 트러블을 잠재우는 특별한 해결사, 팩이 있기 때문이다. 팩은 피부를 수호하는 천사이다. 피부가 좋아지기 위해서는 기본적으로 혈액 순환이 잘 되어야 하고 각질과 노폐물 등이 깨끗하게 제거되어야 하며 수분과 영양 공급이 원활해야 한다. 팩은 이 모든 것을 해준다. 특히 한방 팩은 피부가 먹는 보약으로, 한방 피부 치료에 자주 쓰이는 재료 한 가지를 가지고도 꽤 좋은 효과를 기대할 수 있다.

얼굴에 팩을 하면 피부 온도가 일시적으로 상승하여 혈액 순환이 촉진되고, 팩이 수분 증발을 억제해서 피부의 수분 보유력을 높여주며, 팩이 마르면서 각질과 노폐물 등도 함께 떨어져나간다. 또한 팩제에 함유되어 있는 보습제와 영양분이 피부 깊숙이 침투한다. 여기에 한방 약재와 곡식, 채소, 과일 등에 들어 있는 고유한 성분이 여러 가지 피부 문제를 개선하는 데 많은 도움을 준다. 두꺼운 화장과 각종 화장품에 지친 피부를 달래는 데 그만이다. 피부 특징과 상태에 따라 그에 적합한 팩 재료를 사용한다면 기대 이상의 효과를 얻을 수 있을 것이다.

한방 팩 재료, 어디서 구할까?

한방 팩의 효과를 주변에서 듣고 한번쯤 해보고 싶은 마음이 들기도 하지만 선뜻 하지 못하는 이유가 있다. 일단 재료를 어디서 구해야 할지 막막할 뿐 아니라, 설령 재료를 구한다 해도 왠지 만들기 어려울 것 같아서이다. 물론 이 책에도 일반 사람들에게는 다소 생소한 재료가 나오기도 한다.

그런데 처음 들어서 낯선 것일 뿐, 사실 알고 보면 모두 구하기 쉬운 재료들이다. 요즘은 한방 재료도 가루로 시판되고 있기 때문에 약재 시장까지 가서 원재료를 사지 않아도 된다. 무엇보다 가장 손쉬운 방법은 인터넷 구매일 것이다. 인터넷 검색 사이트에 '한방 미용 팩' 또는 '한방 미용 재료'라는 검색어만 쳐 넣으면 바로 사용할 수 있게 가루로 잘 만들어진 한방 팩 재료들을 편리하게 구입할 수 있다. 구체적인 구입처는 이 책의 부록에 수록했다.

한방 팩 효과적으로 하는 법

한방 팩은 재료 상태와 신선도가 효과에 영향을 미칠 수 있으므로 1회 분량만을 만들어 그때그때 사용하는 게 좋으며, 남은 가루는 밀봉해 냉장고에 보관하도록 한다. 만들 때는 분말 상태의 재료를 비율대로 섞되, 재료(또는 밀가루, 감초 가루)나 물(또는 우유, 꿀) 등을 적당히 가감해 걸쭉한 느낌이 들게 농도를 조절하면 된다.

팩을 할 때에는 나름의 방법과 순서가 있다. 세수만 대충 하고 바로 팩제를 바르는 사람이 있는데 이것은 피부에 대한 예의가 아니다. 딱딱한 각질로 모공이 꽉 막혀 있는 상태에서는 아무리 좋은 팩을 해도 피부에 별 도움이 되지 않는다. 팩을 하기 전에 먼저 미지근한 물로 깨끗하게 세안을 하고 스팀 타월로 얼굴을 감싸 각질을 제거하고 모공을 열어주어야 한다. 그래야 팩 성분이 피부 속 깊숙이 침투할 수 있다. 또한 비누로 철저히 씻어낸 맨얼굴에 팩을 한다고 해서 팩 성분이 쏙쏙 흡수되는 것도 아니다. 세안을 한 후 스킨으로 피부결을 정돈해준 뒤 팩제를 발라야 자극 없이 흡수가 잘 된다.

팩의 영양 성분이 충분히 스며들게 한다고 바싹 마를 때까지 팩을 그대로 두는 것도 피해야 한다. 팩이 마르면서 피부에 자극을 주어 주름이 생길 수 있기 때문이다. 팩을 하는 시간은 얼마만큼 두껍게 발랐느냐에 따라 달라지는데, 보통 팩의 가장자리가 마르기 시작할 때 떼어내면 된다. 팩은 개인의 피부 상태에 따라 횟수를 조절하면 되고, 일반적으로 1주일에 한두 번이 적당하다. 한방 팩은 내 피부를 위한 최소한의 노력과 투자라고 생각하고 꾸준히 해보자.

가장 좋은 치료제는 관심과 노력이다

모든 여성들은 맑고 깨끗한 피부를 소망한다. 그러나 정작 자신의 피부와 몸에 대해서는 무지한 사람이 의외로 많다. 관심이 없다는 말이 더 적당할 것이다. "생리 전후로 입가에 여드름이 돋나요?" "화장품을 바꾸면 트러블이 잘 생기는 편인가요?" "기름진 음식을 먹으면 뾰루지가 나나요?" 이런 질문을 해도 "글쎄요." "그런 것 같기도 하고…." "잘 모르겠는데요."라고 고개만 갸웃거리는 사람이 많다. 자신의 피부 타입을 제대로 알고 화장품을 고르는 여성도 절반이 안 된다. 여드름이 난다고 해서 무조건 지성 피부도 아니고, 건성 피부라고 해도 1년 내내 건성 피부인 것도 아니다. 조금만 관심을 가져보면 자신의 피부가 봄, 여름, 가을, 겨울이 다르고, 생리 전후로 민감하게 바뀌며, 먹은 음식과 술 등에 영향을 받는다는 것을 알아챌 수 있다.

피부는 하루아침에 좋아지거나 나빠지지 않는다. 늘 미리 자기 식대로 경고를 한다. 그러나 사람들 대부분은 예민하고 소심한 피부의 이야기를 잘 듣지 못한다. 그러다가는 큰일이 터져야 깜짝 놀라서 호들갑을 떤다. 매일 아침저녁으로 피부 컨디션을 살펴보며 예민하고 소심한 피부의 이야기에 귀를 기울여보자. 자신의 피부에 관심을 갖고 변화를 눈치 채는 것, 그리고 그 원인을 진지하게 생각해보는 것. 피부가 변화하기 이전에 당신이 먼저 변해야 하는 부분이다. 당신의 피부는 당신의 관심을 먹고 산다는 것을 잊지 말자.

한방팩의 기본 지키기

1	스팀 타월로 모공을 연다.
2	스킨으로 피부결을 정돈한다.
3	화장솜을 스킨에 적셔 눈 위에 올려놓는다.
4	입술에 입술 전용 크림을 바른다.
5	거즈를 물에 묻혀 꼭 짠 다음 얼굴에 덮는다.
6	거즈 위에 팩 붓으로 팩제를 눈가와 입가를 제외한 부분에 발라준다. 팩제가 넉넉하다면 목까지 발라준다.
7	20~30분 후 거즈를 떼어낸다.
8	미지근한 물로 깨끗하게 닦아준다.
9	찬물로 한 번 더 헹구어준다.
10	스킨을 화장솜에 묻혀 닦아내듯 발라준다.
11	에센스를 바른다.
12	아이크림과 입술크림을 바른다.

여
드
름

청결한 피부로 되살아난다
여드름

여드름은 과도한 피지와 노폐물이 모공을 막아 염증이 생기는 것이다. 따라서 피지와 노폐물, 각질을 제거하는 효과가 높은 팩을 해야 한다. 여기에 항균, 진정 작용까지 있으면 더욱 좋다.

노폐물은 없애고 모공은 줄이고

여드름은 열체질과 냉체질 모두에게 골치 아픈 피부 질환이다. 원래 여드름은 냉체질보다는 열체질에 더 흔했으나 최근에는 스트레스, 환경적 요인, 식생활 패턴 등의 변화로 냉체질 여드름이 점차 증가하는 추세이다. 또한 30대를 훌쩍 넘긴 나이에도 성인 여드름으로 고민을 하는 사람이 많아지고 있는데, 이 역시 불규칙한 생활 패턴과 사회생활에 따른 스트레스로 인해 발생하는 것으로 알려져 있다. 성인 여드름은 일반 여드름보다 훨씬 세심한 주의가 필요하다. 피부의 노화로 재생력이 떨어지는 나이에 발생함으로써 흉터가 남거나 모공이 늘어날 확률이 높기 때문이다.

여드름은 과도한 피지와 노폐물이 모공을 막아 염증이 생기는 것이다. 따라서 피지와 노폐물, 각질을 제거하는 효과가 높은 팩을 해야 한다. 여기에 항균, 진정 작용까지 있으면 더욱 좋다. 열체질의 경우에는 피부 온도를 내려주는 알로에나 녹차 등의 차가운 성질의 재료를 사용하면 피지 분비를 잡을 수 있다. 여드름 팩제에는 밀가루 외에 감초 가루를 섞어 농도를 조절해도 좋다. 감초 가루는 염증을 낫게 하고 가려움과 트러블에 진정 효과가 있기 때문이다. 또한 피부를 진정시키고 피부 기능 대사를 촉진시켜 민감한 피부에도 안심하고 사용할 수 있다.

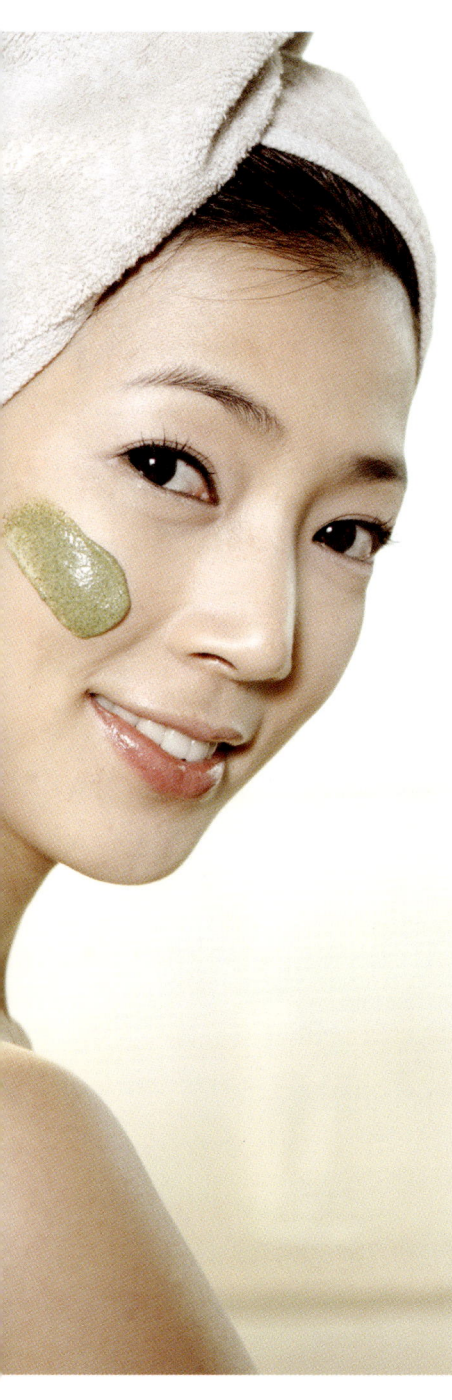

여드름 피부 관리의 5대 법칙

첫째, 철저하게 이중 세안 하기
아침저녁으로 꼼꼼히 세안하여 모공이 막히지 않도록 피부 청결을 유지한다. 메이크업을 했을 때나 안 했을 때나 클렌징 젤이나 워터로 1차 클렌징을 한 후 클렌징 폼으로 이중 세안을 하며, 목욕용 때수건으로 얼굴을 심하게 문지르지 않는다.

둘째, 오일 프리 화장품 사용하기
크림 등 유분이 많은 제품은 되도록 피하고 젤이나 세럼 등의 산뜻한 제품을 사용한다. 유분이 많은 제품을 사용하면 피지 분비가 더욱 촉진되고 모공이 막혀 여드름이 악화될 수 있다.

셋째, 파우더 사용하기
파운데이션은 유분이 많으므로 되도록 사용을 삼가는 편이 낫다. 잡티나 결점을 가리고 싶다면 뽀루지용 스폿 제품을 사용하고 파우더로 가볍게 두드려주자. 파우더는 피지를 흡착해서 여드름 피부에 도움이 되지만 맨얼굴에 파우더만 바르면 모공을 막을 수 있으므로 주의하자.

넷째, 안전하게 여드름 짜기
오돌토돌하게 솟은 면포나 블랙헤드는 짜주는 것이 좋다. 이때는 스팀 타월로 모공을 충분히 열어주고, 면봉 두 개를 이용해 아주 조심스럽게 짜야 한다. 힘을 살짝 주었을 때 나오지 않는다면 병원에 가서 치료를 받자.

다섯째, 여유로운 마음 갖기
정신적으로 스트레스를 받지 않도록 한다. 잠을 충분히 자며 규칙적이고 균형 잡힌 식사를 한다.

여드름

염증성 여드름에 탁월한 삼백초팩

자잘한 좁쌀 여드름부터 붉게 성나고 곪는 여드름까지…. 각종 여드름으로 고민이라면 삼백초와 친해지자. 살균과 조직 재생 작용이 있어 여드름 피부를 개선해준다. 특히 염증성 여드름에 효과가 탁월하다고 알려져 있다. 여기에 감초 가루를 첨가하면 삼백초의 약성을 부드럽게 만들어 트러블이 일어날 확률을 낮추고 감초 가루의 미백, 진정, 피부 재생 효과까지 더해져 더 좋은 효과를 얻을 수 있다.

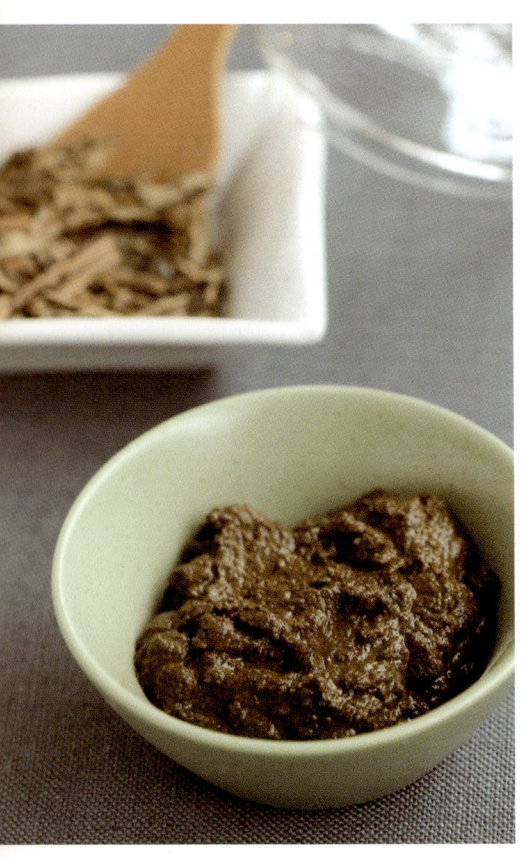

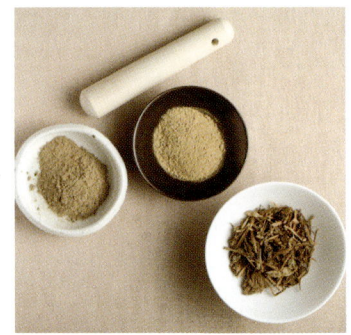

준비할 재료
삼백초 가루 1스푼, 감초 가루 1스푼, 물, 거즈

이렇게 하세요
1. 삼백초 가루와 감초 가루를 각각 1스푼씩 물에 걸쭉하게 갠다.
2. 얼굴에 골고루 바른 후 거즈를 덮고 한 번 더 발라준다.
3. 30분 후 거즈를 떼고 미지근한 물로 씻는다.
4. 찬물로 마무리를 하여 모공을 조여준다.

살균과 진정 효과가 뛰어난 어성초팩

어성초를 키우면 그 주변 5미터 전방으로는 벌레가 생기지 않는다는 말이 있다. 그만큼 살균력이 강하다는 말이다. 항균, 항염, 소염 작용 등도 있어 여드름 균을 죽이고 곪은 부분을 가라앉히는 데 도움이 된다. 특히 잘 곪고 크게 덧나기 쉬운 염증성 여드름에 효과적이다. 어성초에 들어 있는 쿠에르치트린이라는 성분은 모세혈관을 확장시켜 얼굴색을 맑게 해준다. 민감한 피부라면 팩제를 물 대신 감자즙에 개어 사용하자. 감자는 독성을 해독하는 작용이 있다.

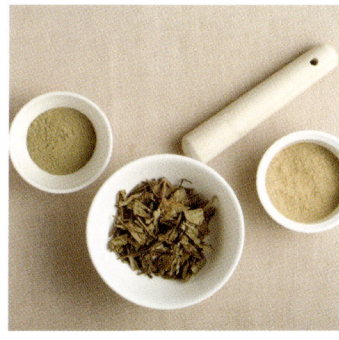

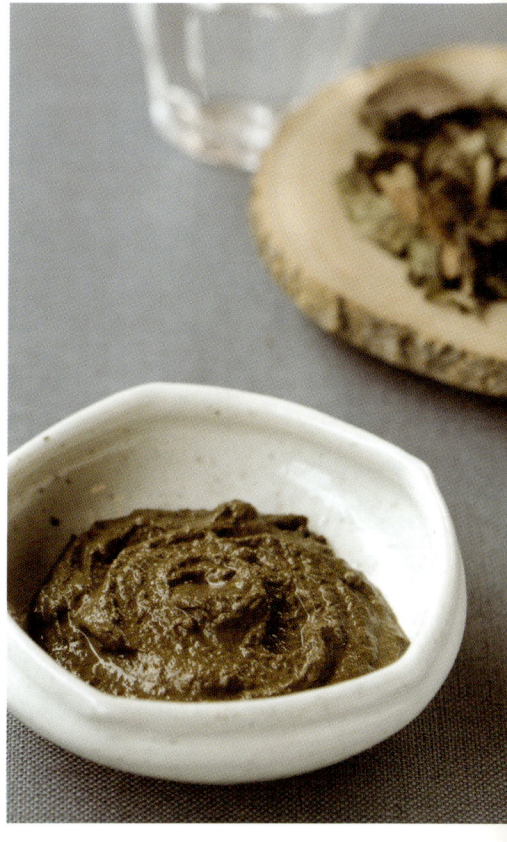

준비할 재료

어성초 가루 1스푼, 감초 가루 1스푼, 물, 거즈

이렇게 하세요

1. 어성초 가루와 감초 가루를 각각 1스푼씩 물에 걸쭉하게 갠다.
2. 얼굴에 골고루 바른 후 거즈를 덮고 한 번 더 발라준다.
3. 30분 후 거즈를 떼고 미지근한 물로 씻는다.
4. 찬물로 마무리를 하여 모공을 조여준다.

여드름

피지 흡수 작용이 뛰어난 메밀팩

여드름 피부는 피지와 각질, 노폐물을 깨끗하게 제거해서 모공이 숨을 쉬도록 하는 것이 중요하다. 메밀은 피지를 흡수하는 작용이 뛰어나며, 딱딱해져 모공을 막고 있는 각질 제거에도 효과가 우수하다. 또한 모세혈관 강화, 염증 완화, 진정 작용 역시 탁월하여 여드름 치료에 좋다.

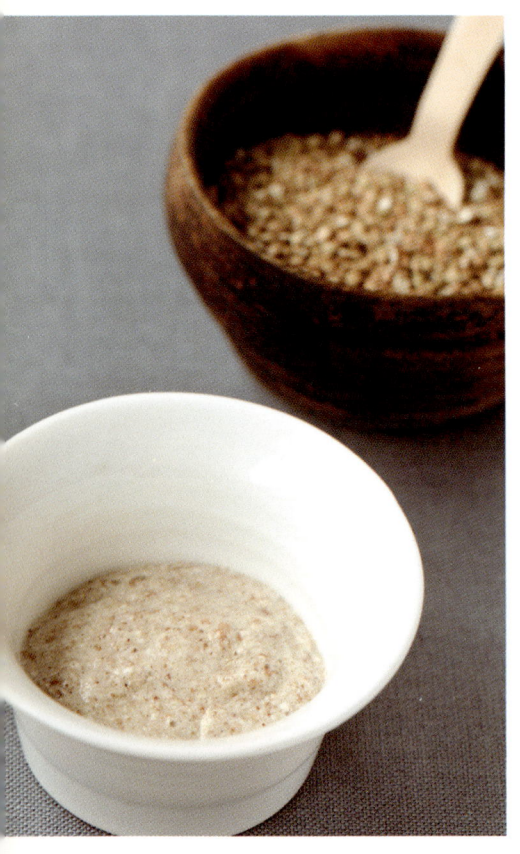

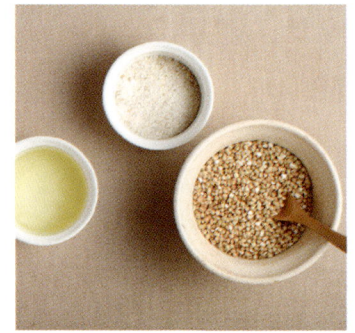

준비할 재료
메밀 가루 2스푼, 달걀흰자, 물, 거즈

이렇게 하세요
1. 메밀 가루 2스푼에 달걀흰자와 물을 섞어 걸쭉하게 갠다.
2. 얼굴에 골고루 바른 후 거즈를 덮고 한 번 더 발라준다.
3. 30분 후 거즈를 떼고 미지근한 물로 씻는다.
4. 찬물로 마무리를 하여 모공을 조여준다.

열체질의 화농성 여드름에 좋은 알로에팩

알로에는 피부 열기를 식혀주는 쿨링 작용이 탁월하다. 피부의 가려움증을 가라앉히는 항염 작용은 물론 수분 공급과 보습 효과 또한 우수해서 과다 피지와 화농성 여드름으로 고민하는 열체질에 적합한 천연 재료이다. 시중에 나와 있는 알로에 분말이나 알로에즙을 이용하거나 알로에를 직접 갈아서 즙을 내서 사용해도 된다. 다만 마트에서 알로에 줄기를 직접 구입해서 사용할 때는 남은 알로에 보관에 유의해야 한다. 남은 부분을 공기가 통하지 않도록 랩으로 잘 써서 냉장고에 보관하면 1개월 정도 사용할 수 있다.

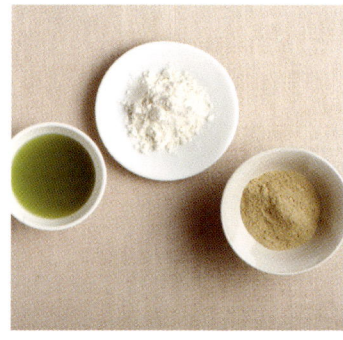

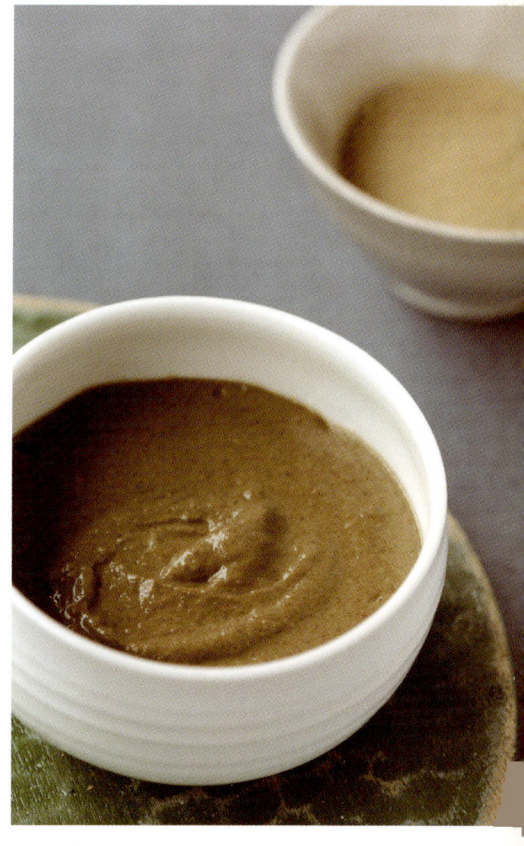

준비할 재료
알로에즙 2스푼, 오이즙 2스푼, 밀가루 2스푼, 거즈

이렇게 하세요
1. 알로에즙과 오이즙을 1:1로 섞어 밀가루로 농도를 맞추며 갠다.
2. 얼굴에 팩제를 바른다. 피부 트러블이 자주 일어나는 볼, 코, 턱 부분에는 특히 두껍게 바른다.
3. 그 위에 랩을 씌우고 30분 후 미지근한 물로 씻는다. 찬물로 마무리를 하여 모공을 조여준다.

여드름

피부를 청결하게 해주는 맥반석팩

맥반석은 과도한 피지와 노폐물을 흡착해 피부를 청결하게 해주고 모공을 조여주므로 지성 피부에 효과적이다. 또한 피부 진정 효과가 있어 트러블 피부에도 도움이 된다. 수분이 부족한 건성 피부이지만, 피지가 과도하게 분비되는 복합성 피부에 적합한 팩제이다. 맥반석에 풍부하게 들어 있는 미네랄이 피부를 탱탱하게 만들어주고 전반적으로 피부를 맑고 깨끗하게 정돈해준다. 피부 상태에 따라 맥반석 가루에 녹차 가루, 해초 가루 등을 섞어 사용하면 보습 효과가 배가 된다.

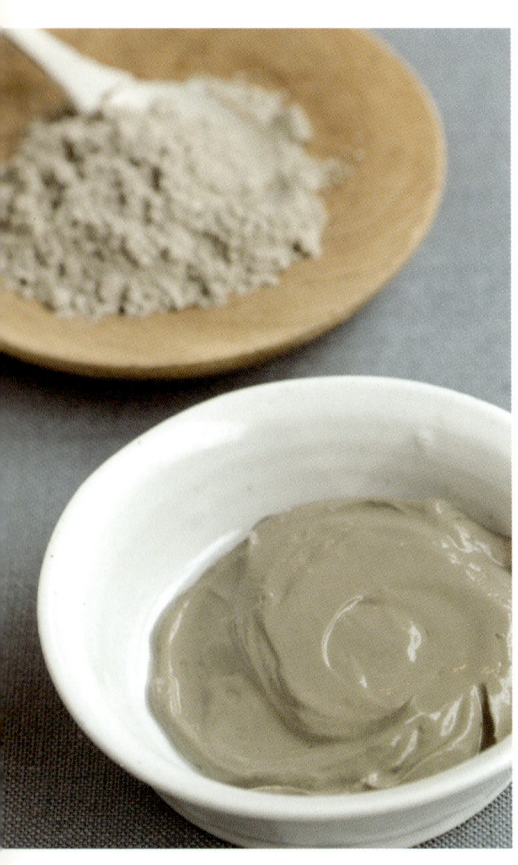

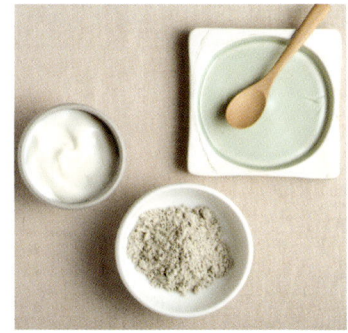

준비할 재료
맥반석 가루 2스푼, 요구르트, 거즈

이렇게 하세요
1. 맥반석 가루 2스푼에 요구르트로 농도를 맞추며 갠다.
2. 얼굴에 골고루 바른 후 거즈를 덮고 한 번 더 발라준다.
3. 30분 후 미지근한 물로 씻는다.
4. 찬물로 마무리를 하여 모공을 조여준다.

여드름에 좋은 그 밖의 방법들

등 여드름 치료에 효과적인 박하 목욕

박하의 싸한 향기는 나른한 몸에 활력을 선사해서 목욕하는 동안 기분을 좋아지게 만든다. 박하 목욕의 진짜 매력은 피부의 탄력을 살려주고, 넓어진 모공을 촘촘하게 조여준다는 데 있다. 특히 몸에 여드름이 난 사람이 박하 목욕을 하면 효과를 볼 수 있는데, 박하 속 멘톨 성분이 가려움증과 염증을 치료하기 때문이다. 여드름이나 습진, 알레르기 등으로 고생하는 사람은 1주일에 한두 번 정도 박하 목욕을 해보자.

준비할 재료
1. 박하100g을 찬물에 씻은 후 면 주머니에 넣는다. 잘게 썬 것을 이용해야 잘 우러난다.
2. 욕조에 받아놓은 뜨거운 물에 박하가 들어 있는 면 주머니를 넣고 20분간 우려낸다.
3. 박하를 우려낸 물에 20분간 반신욕을 한다.

열기를 내려주는 아이스 스킨토너 팩

피지 분비가 많은 열체질은 토너를 냉장고에 보관했다가 사용하면 모공을 조여주고 열감을 진정시켜주는 효과를 얻을 수 있다. 특히 세안 후에 차가운 토너를 바르면 효과 만점이다. 이때 토너를 화장솜에 묻혀 닦아내듯 바르면 피지와 각질까지 제거할 수 있다. 토너가 너무 차가워도 피부에 자극이 될 수 있으므로, 냉장고 문 맨 위칸에 넣어두면 바르기에 적당한 온도가 된다. 알코올이 들어간 토너와 알로에가 함유된 토너도 열체질에게 추천한다.

준비할 재료
1. 냉장고에 보관해둔 토너를 화장솜에 묻힌다.
2. 화장솜을 피지 분비가 많은 T존 부위에 잠시 올려놓는다.
3. 화장솜으로 토너를 얼굴 전체에 닦아내듯 바른다. 눈가와 입가는 부드럽게 바른다.

미백

눈처럼 하얀 피부로 만든다
미백

한방 가루를 이용한 미백 팩은 각질을 제거하고 수분과 영양을 공급해서 맑고 환한 얼굴빛을 되찾도록 도와준다. 단독으로보다는 요구르트나 우유, 꿀, 달걀노른자 등과 섞어 사용한다.

몸속을 비워 피부를 환하게

얼굴빛이 어둡거나 칙칙해지는 경우는 피부뿐만 아니라 몸속에도 문제가 있는 경우가 많다. 몸이 차가우면 피부로 발산하는 힘이 부족하고 혈액 순환이 원활하지 않아 얼굴이 창백하고 누렇게 들뜨거나 칙칙해진다. 또 온몸에 혹은 상체에 열기가 많아도 이 같은 증상이 나타난다.

과일팩은 묵은 각질을 제거해서 피부를 맑고 환하게 만들어주며 자외선으로 인한 피부 노화도 예방한다. 특히 과일에 들어 있는 각종 과일산은 미백 화장품의 원료가 될 정도로 효과가 좋다. 주위에서 쉽게 구할 수 있으며, 갈거나 즙을 내서 만들 수 있기 때문에 사용이 간편하다는 것도 큰 장점이다. 여러 가지 장점을 가진 과일팩으로 피부를 뽀얗고 투명하게 만들어보자. 주의할 점은 쓸 만큼만 그때그때 만들어야 한다는 것.

한방 가루를 이용한 미백 팩은 각질을 제거하고 수분과 영양을 공급해서 맑고 환한 얼굴빛을 되찾도록 도와준다. 한방 가루는 밀봉해서 냉장고에 보관하고, 단독으로 팩을 만들기보다는 요구르트나 우유, 꿀, 달걀노른자 등과 섞어 사용한다. 피부 트러블이 생길 수 있는 확률을 낮춰줄 뿐만 아니라 이들 재료를 혼합함으로써 피부 보습, 탄력, 피부 질환 등에 좋은 성분들이 추가되어 팩의 효과가 더욱 높아지기 때문이다.

투명하고 하얀 피부 상백피팩

상백피는 뽕나무 뿌리의 껍질을 말린 것으로 미백에 탁월한 효과가 있다. 상백피는 멜라닌 생성을 억제해서 피부를 하얗게 가꿔주고 항산화 작용이 있어 노화 예방에도 효과적이다. 또한 예민한 피부를 진정시키는 효과가 있어 안심하고 사용할 수 있는 팩제이다. 상백피 가루를 요구르트나 우유, 물에 개어 바르거나 상백피를 우린 물에 밀가루, 꿀, 달걀노른자 등을 섞어 바르면 된다.

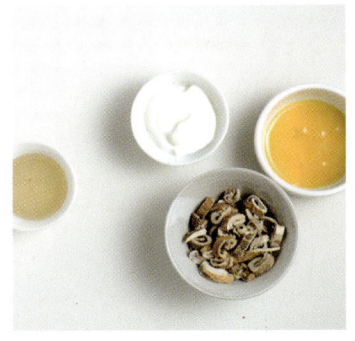
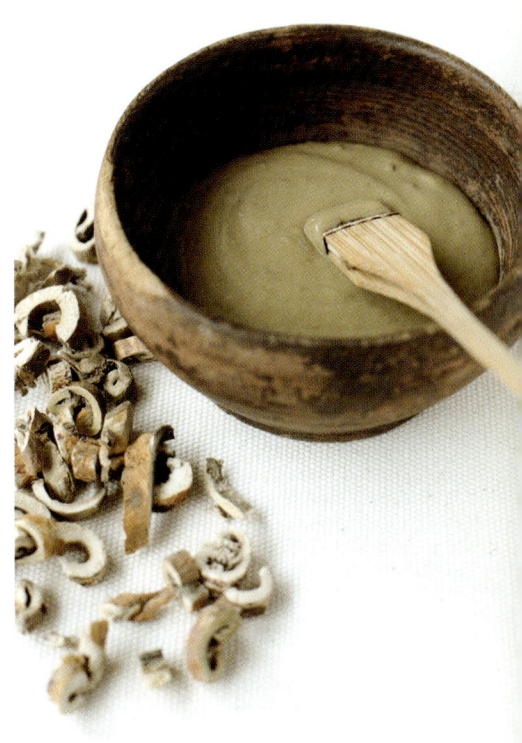

준비할 재료
상백피 가루 2스푼, 꿀 1티스푼, 달걀노른자, 밀가루, 거즈

이렇게 하세요
1. 상백피가루 2스푼(또는 상백피 우린 물)에 피부 타입에 따라 꿀(건조), 달걀노른자(노화), 요구르트(지성)를 첨가하고 밀가루로 농도를 조절한다.
2. 얼굴에 거즈를 덮고 팩제를 바른다.
3. 30분후 거즈를 떼고 미지근한 물로 씻는다. 찬물로 마무리를 하여 모공을 조여준다.

미백

우윳빛 피부로 만들어주는 녹두팩

녹두는 예로부터 피부 미용 재료로 많이 사용된 식품으로 부작용이 거의 없어 예민한 피부에도 안심하고 사용이 가능하다. 특히 녹두에 포함된 단백질은 다른 곡류보다 피지 제거 기능이 뛰어나 피부가 맑고 깨끗해지는 효과를 기대할 수 있다. 피부색이 칙칙하거나 피부결이 거칠다면 녹두팩이 효과가 있다. 피부가 한층 환하고 매끄럽게 살아날 것이다. 물 대신 도라지즙이나 포도즙에 개어 사용하면 효과를 높일 수 있다.

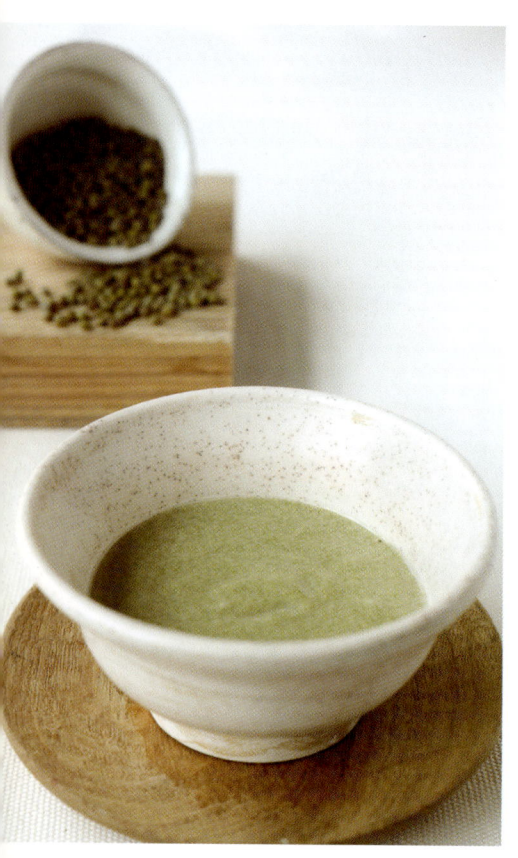

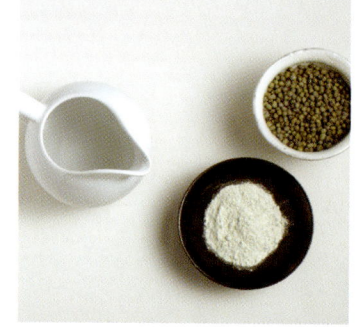

준비할 재료

녹두 가루 2스푼, 도라지즙 조금, 거즈

이렇게 하세요

1. 녹두 가루 2스푼을 물이나 도라지즙, 포도즙에 개어 농도를 조절한다.
2. 얼굴에 팩제를 바르고 20분 후 미지근한 물로 씻는다.
3. 곡식가루가 모공 속에 남아 있지 않도록 스팀 타월로 다시 한 번 닦는다.
4. 찬물로 마무리를 하여 모공을 조여준다.

피부에 좋은 비타민 A가 풍부한 당근팩

당근은 피부를 건강하게 만들어주는 채소로 당근팩을 하면 생기를 잃었던 피부가 금방 되살아난다. 당근에 함유된 카로틴은 체내에 흡수되어 비타민 A로 변하는데 이것이 피부의 유수분 밸런스를 맞춰주는 작용을 하기 때문이다. 피부를 부드럽고 매끄럽게 해주는 성분인 비타민 A가 부족하면 살결이 거칠어지고 면역력이 떨어져 여드름이 쉽게 잘 곪는다. 당근의 붉거나 노란색이 짙을수록 카로틴 함유량이 높다. 당근을 구입할 때 이 점을 참고하자.

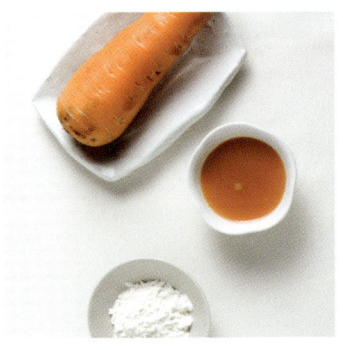

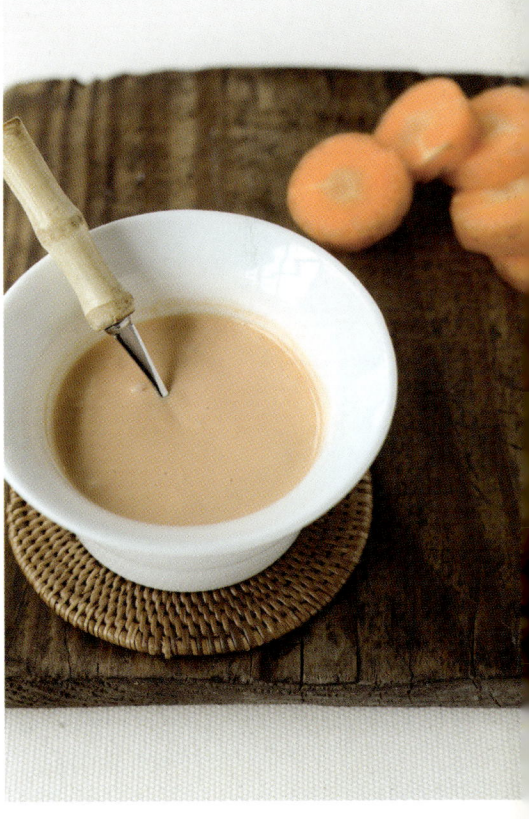

준비할 재료
당근 1/4쪽, 밀가루 2스푼, 거즈

이렇게 하세요
1. 당근 1/4쪽을 강판에 갈아 즙을 짠다.
2. 당근즙에 밀가루를 섞어 농도를 조절한다.
3. 얼굴에 거즈를 덮고 팩제를 약간 두껍게 바른다.
4. 30분 후 거즈를 떼어낸 다음 미지근한 물로 씻는다.
5. 찬물로 마무리를 하여 모공을 조여준다.

미백

미백 효과가 뛰어난 비타민 C의 보고 오렌지팩

오렌지는 피부 미백 효과가 있는 과일산과 비타민 C가 풍부해 검게 탄 피부나 기미가 있는 피부에 팩 재료로 이용하면 눈에 띄는 효과를 볼 수 있다. 과일팩의 특성상 보습 작용도 뛰어나며 특히 잦은 야외 활동으로 인해 검게 탄 피부나 기미 피부에 탁월하다. 오렌지에 함유된 플라보노이드 성분이 모세혈관을 튼튼하게 해주고 면역체계를 강화시켜 피부를 건강하게 가꿔준다. 오렌지는 산성이 강하기 때문에 반드시 밀가루나 해초 가루 등과 혼합해서 사용해야 한다.

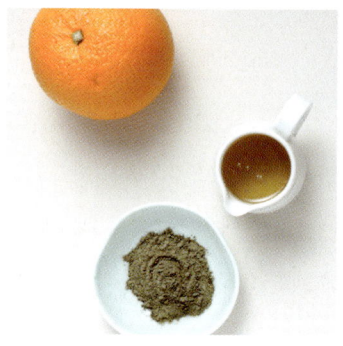
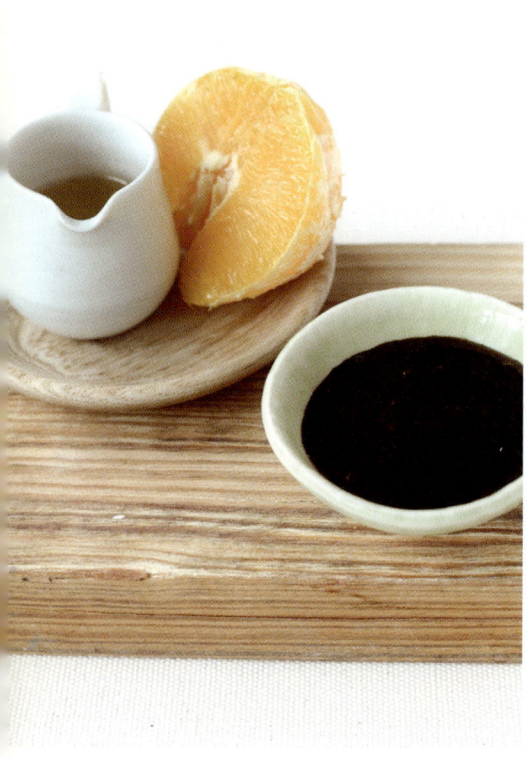

준비할 재료
오렌지 3쪽, 해초 가루 2스푼, 꿀 1티스푼, 물, 거즈

이렇게 하세요
1. 해초 가루 2스푼에 물을 넣어 걸쭉하게 만든다.
2. 껍질 벗긴 오렌지를 강판에 갈아 2티스푼의 즙을 만든다.
3. 1,2를 잘 섞고 여기에 꿀 1티스푼을 넣어준다.
4. 얼굴에 골고루 바르고 20분 후 미지근한 물로 깨끗이 씻는다. 찬물로 마무리를 하여 모공을 조여준다.

칙칙한 피부를 투명하게 사과팩

사과팩은 부작용이 없어 안심하고 사용할 수 있는 것이 특징이다. 사과의 풍부한 과일산이 각질을 제거해서 피부를 투명하고 매끄럽게 만들어준다. 또한 미백 효과가 있어 칙칙한 피부색에도 효과가 있으며, 수렴 효과 또한 탁월해 모공이 넓은 피부에도 좋다. 피부 타입에 따라 건성 피부는 보습 작용이 있는 꿀, 지성 피부는 각질 제거 효과가 있는 요구르트, 민감성 피부는 자극 없는 물을 섞어 팩제를 만든다. 사과의 산성이 피부에 자극이 될 수 있으므로 밀가루나 오트밀 가루와 섞어 사용하는 것이 좋다. 사과 껍질에는 농약이 남아 있을 수 있으므로 껍질을 벗기고 팩을 만드는 것이 피부에 안전하다.

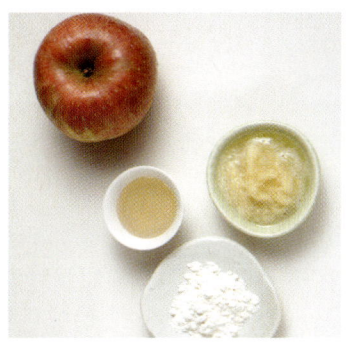

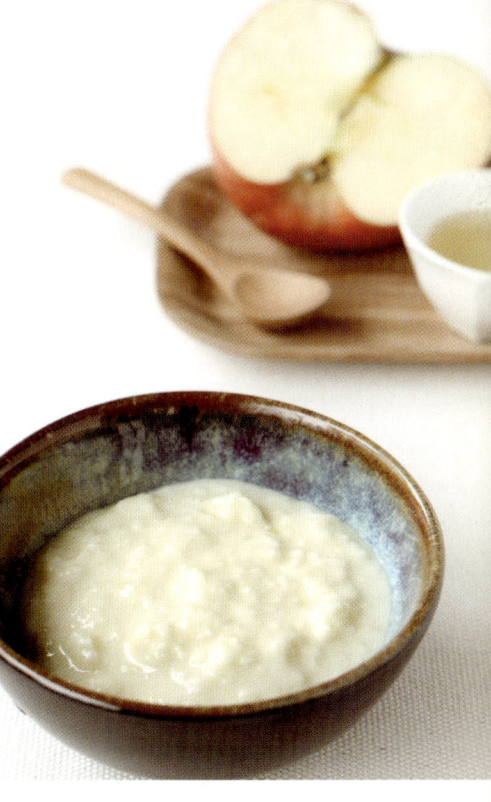

준비할 재료
사과 1/4쪽, 꿀 1티스푼, 밀가루 2스푼, 거즈

이렇게 하세요
1. 사과 1/4쪽을 껍질을 벗겨 강판에 간다.
2. 피부타입에 따라 꿀이나 요구르트 등을 첨가하고 밀가루를 섞어 농도를 조절한다.
3. 얼굴에 거즈를 덮고 팩제를 바른다.
4. 30분후 거즈를 떼고 미지근한 물로 씻는다. 찬물로 마무리를 하여 모공을 조여준다.

미백

> 미백에 좋은 그 밖의 방법들

장 해독에 좋은 주말 단식

몸속에 독소와 노폐물이 많아 기혈 순환이 제대로 이루어지지 않으면 피부가 본래 색을 잃고 칙칙해지기 마련이다. 따라서 인체 내 독소와 노폐물을 잘 배출하는 것이 중요하다. 장 해독을 위해 병원에 가서 장 청소를 하는 방법도 있지만, 일상생활에 지장을 주지 않으면서 할 수 있는 효과적인 장 해독법이 있다. 바로 금, 토, 일요일을 이용한 주말 단식법이다.

2~3일의 단식은 위의 부담을 줄이고, 장의 움직임을 활발하게 만든다. 또한 외부에서 공급되는 에너지가 없기 때문에 몸에 저장된 에너지를 활용하므로 혈액 순환이 활발해지고 이로 인해 몸에 축적되어 있는 노폐물과 독소가 제거되면서 몸속이 정화된다. 단식 중에는 적어도 하루 2000cc 이상 물을 마셔야 몸속의 숙변과 노폐물이 쉽게 제거된다.

주말 단식을 위한 식단

	아침	점심	저녁
단식 전날 (준비기)	쌀죽 1공기 채소 주스 1잔	삶은 감자(중간 것) 2개 토마토(큰 것) 1개 두유 200cc	삶은 고구마(중간 것) 1개 오이 1개 플레인 요구르트 1개
단식일 (단식기)	단식	단식	단식
단식 다음 날 (회복기)	흰죽 1공기	흰죽 또는 채소죽 1공기	생식 40g (물이나 요구르트에 타서 먹는다. 우유에 타서 먹는 것은 금물)

온열 효과가 있는 약쑥 좌욕

약쑥을 한방에서는 '애엽'이라고 한다. 애엽은 강력한 살균 작용이 있고, 몸을 따뜻하게 하는 온열 효과가 있어 혈액 순환을 돕는다. 쑥은 예로부터 음력 5월 5일 단오 전, 양기가 가장 충천한 낮 12시에 채집한 것과 바닷가나 강가에서 바람을 많이 맞고 자란 것이 효과가 우수하다고 보았다. 우리나라에서는 강화쑥을 최상품으로 친다.

이렇게 하세요

1. 약쑥 100g을 면 주머니에 넣고 끓는 물에 10분 정도 우려낸다.
2. 엉덩이가 충분히 잠길 정도의 넓은 대야에 약쑥 우린 물을 붓고 찬물로 온도를 맞춘다.
3. 대야에 맨엉덩이를 담근 상태로 10분 정도 좌욕을 한다. 물 온도가 내려가면 따뜻한 물을 보충한다.
4. 좌욕을 마친 후에는 마른 수건으로 물기를 닦은 후 드라이어로 완전히 말려주는 것이 좋다.

피부에 휴식을 주는 라벤더 얼굴 스팀 마사지

라벤더 오일은 모든 피부 문제에 사용할 수 있는 가장 좋은 오일로 세포를 재생해주고 피지 분비에 균형을 잡아주어 여드름 피부에 효과적이다. 화상 흉터에도 탁월한 효과를 발휘하는 만큼 여드름 흉터를 경감시키는 작용이 있다. 그러나 지나치게 자주 사용할 경우 피부를 예민하게 만들 수 있으므로 주의해야 한다. 지치거나 조울 증세 또는 화가 치밀 때 마음을 진정시켜주며 수면도 도와준다. 단 졸음이 오거나 활기를 잃을 수 있으며, 특히 저혈압이 심한 사람은 사용을 자제하는 것이 좋다.

이렇게 하세요

1. 큰 대야에 끓는 물을 붓고 라벤더 오일 2~3방울을 떨어뜨린다.
2. 수건으로 머리를 덮은 후 얼굴을 대야 가까이 가져간다. 수건은 김이 빠져나가는 것을 막는다.
3. 눈에 자극을 줄 수 있으므로 눈을 감은 상태로 물이 식을 때까지 김을 쐰다.
4. 미지근한 물로 세안을 한 후 찬물로 얼굴을 톡톡 쳐서 닦아낸다.

기미 & 잡티

맑고 투명하게 가꾼다
기미 & 잡티

기미와 주근깨는 얼굴에 나타나는 색소 침착 현상으로 미백 효과가 있는 한방 재료를 이용해 팩을 하면 기미와 주근깨가 옅어지는 효과를 얻을 수 있다. 여기에 오이즙이나 레몬즙을 팩제에 추가하면 효과가 배가된다.

색소 침착을 없애고 얼굴에 윤기를

기미와 주근깨는 얼굴에 나타나는 색소 침착 현상으로, 한의학에서는 기미의 원인을 혈액 순환이 잘 이루어지지 않아 생긴 어혈이나 스트레스 등에서 찾는다. 냉체질 여성은 대개 어혈로 인한 기미가 많으며 잦은 유산과 출산, 과도한 스트레스와 음주, 과로, 피임약의 남용으로 인해 증상이 더욱 악화될 수 있다.

열체질 여성은 일반적으로 스트레스에 민감한데, 이처럼 스트레스가 과도해지면 기미가 생길 수 있다. 멜라닌 색소를 만들어내는 세포가 스트레스와 밀접한 관련이 있기 때문이다.

강력한 미백 작용을 가진 한방 재료를 이용해 정기적으로 팩을 하면 기미와 주근깨가 옅어지는 효과를 얻을 수 있다. 여기에 미백 효과가 있는 것으로 알려진 오이즙이나 레몬즙을 팩제에 추가하면 효과가 배가된다. 단, 효과가 강력한 만큼 피부에 자극을 줄 수 있으므로 민감한 피부라면 간단한 테스트 후 사용하는 것이 좋다.

어혈성 기미와 잡티에 좋은 천궁팩

얼굴이 거칠고 주름이 많으며 기미, 주근깨 등 얼굴에 잡티가 많은 사람은 천궁을 사용하면 효과를 볼 수 있다. 천궁은 미나리과의 여러해살이풀로 뿌리를 늦가을부터 초겨울에 걸쳐 파내서 말린 후 약재로 사용한다. 두통이나 피가 머리로 쏠리는 병, 빈혈성 어혈, 부인병에 자주 쓰인다. 특히 천궁은 혈액 순환을 활발하게 하는 약재로 체내에 있는 악혈을 빨리 운반해서 없애는 것으로 알려져 있다. 따라서 어혈로 인해 생길 수 있는 기미와 잡티를 해결하는 데 도움이 된다.

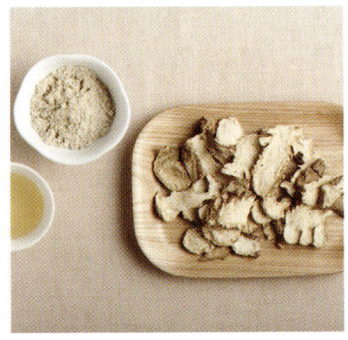

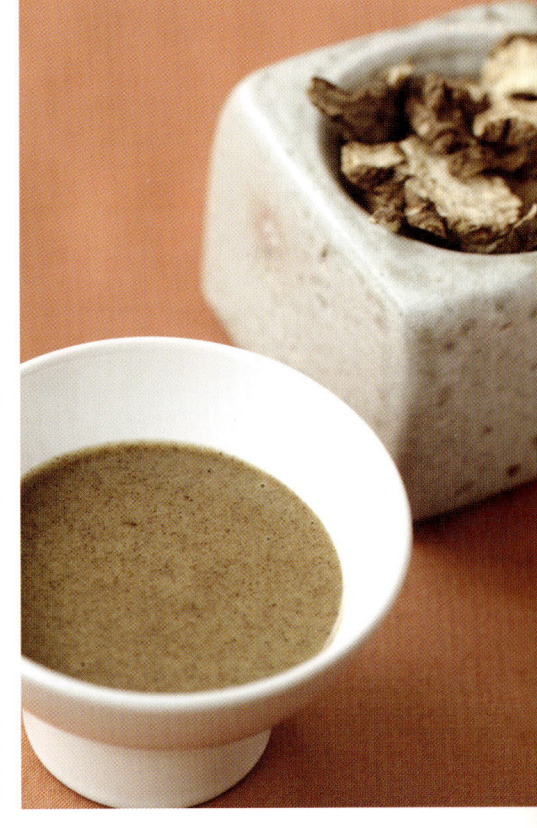

준비할 재료
천궁 가루 2스푼, 꿀 1티스푼, 물, 거즈

이렇게 하세요
1. 천궁 가루 2스푼에 꿀 1티스푼과 물을 넣고 갠다.
2. 얼굴에 거즈를 덮고 팩제를 바른다.
3. 30분 후 미지근한 물로 씻어내고 마지막에 찬물로 헹군다.

피부를 윤기 있고 생생하게 작약팩

기미&잡티

여기서 작약은 뿌리를 가리키는 것으로 함박꽃이나 꽃의 색깔에 따라 백작약, 적작약으로 구분하며 유용한 약재이다. 작약은 피를 잘 돌게 하여 피부를 맑고 윤기 있게 만들어 준다.『향약집성방』에 따르면 작약은 어혈을 흩어지게 하며 고름을 삭힌다고 한다. 어혈을 없애주어 부인병 치료에 유용한 약재로 쓰였으며, 간에 들어가 혈을 다스리고 근육의 불필요한 긴장을 풀어주는 작용을 한다. 작약팩을 꾸준히 하면 기미와 잡티 예방에 도움이 된다.

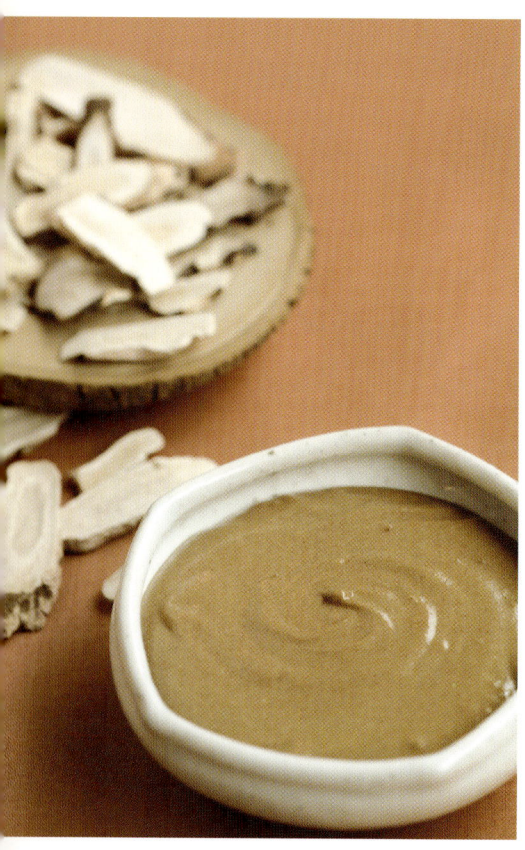

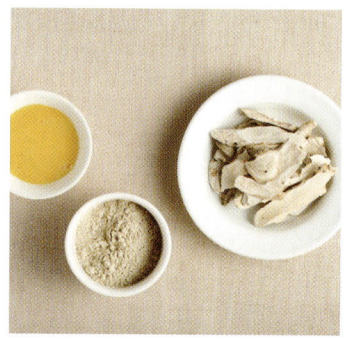

준비할 재료
작약 가루 2스푼, 달걀노른자 1개, 물, 거즈

이렇게 하세요
1. 작약 가루 2스푼에 달걀노른자와 물을 넣고 갠다.
2. 얼굴에 거즈를 덮고 팩제를 바른다.
3. 30분 후 미지근한 물로 씻어내고 마지막에 찬물로 헹군다.

부작용 없는 뛰어난 미백 효과 도인팩

도인은 복숭아 씨앗을 말하며 피부가 가렵고 건조한 증세 및 기미, 주근깨 등에 효과가 있다. 또한 미백 작용으로 잘 알려진 살구씨에 비해 값이 다소 비싸지만 부작용이 거의 없어 사용하기에 부담이 없다. 우유나 요구르트 등에 개어 사용하면 된다. 도인은 쉽게 변하는 성질이 있으므로 사용 후에는 반드시 냉장 보관한다.

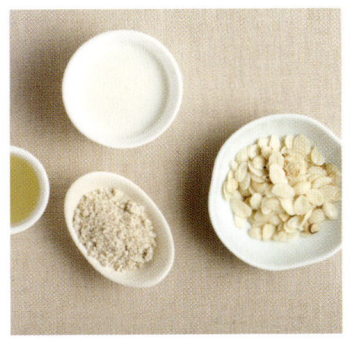
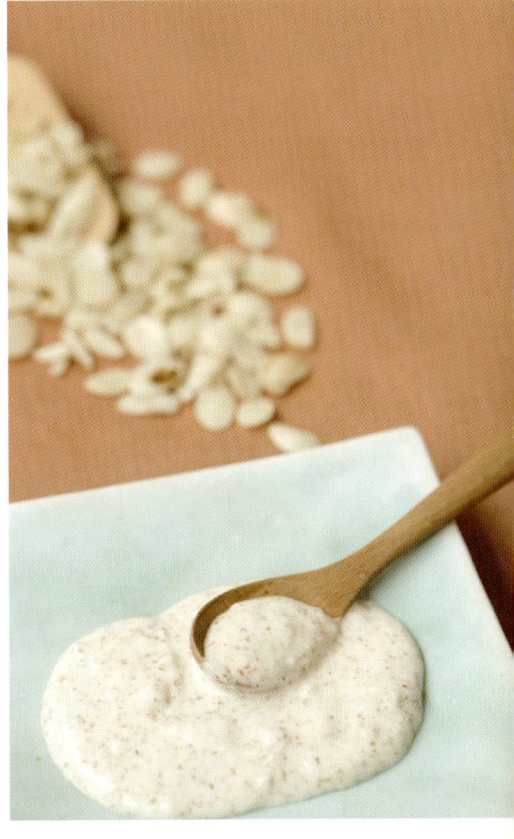

준비할 재료
도인 가루 2스푼, 레몬즙 1티스푼, 우유, 거즈

이렇게 하세요
1. 도인 가루 2스푼에 레몬즙 1티스푼을 넣고 우유로 농도를 조절한다.
2. 얼굴에 거즈를 덮고 팩제를 바른다.
3. 20분후 미지근한 물로 씻는다. 잘 닦이지 않으면 스팀 타월을 한 후 다시 시도한다.

기미&잡티

멜라닌 색소 형성을 억제하는 백강잠팩

백강잠은 누에가 회색이 되어 죽은 것으로 예로부터 기미 등 색소가 검게 변한 것을 하얗게 하는 데 사용되었던 한방 재료이다. 멜라닌 색소의 형성을 억제해서 기미와 주근깨가 개선되는 효과를 얻을 수 있다. 백강잠은 피부 점막과 비슷한 단백질 보습 구조를 가지고 있어 미백 효과뿐 아니라 피부 노화 예방에도 탁월한 효과가 있다. 민감성 피부에는 트러블이 있을 수 있으므로 팩을 하기 전에 백강잠 가루를 물에 개어 팔 안쪽에 발라 테스트를 해야 한다.

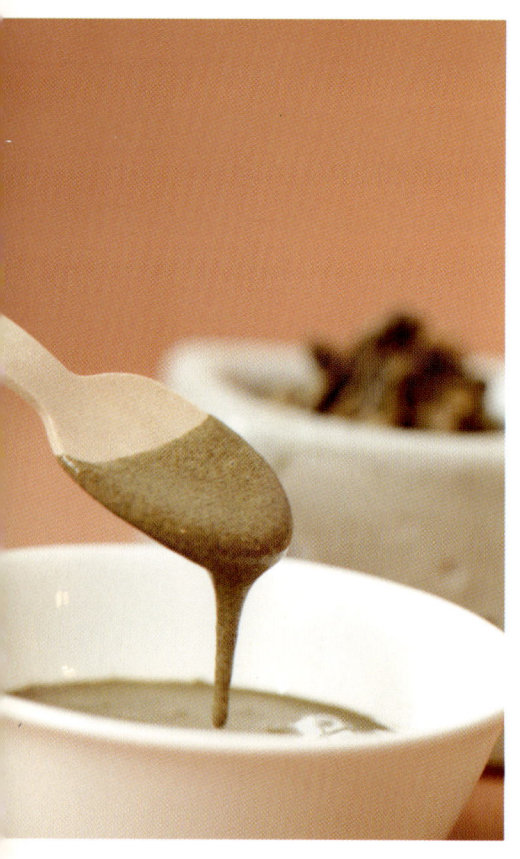

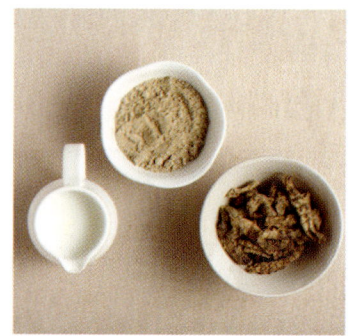

준비할 재료
백강잠 가루 2스푼, 물, 거즈

이렇게 하세요
1. 백강잠 가루 2스푼에 물을 넣고 갠다.
2. 얼굴에 거즈를 덮고 팩제를 바른다.
3. 30분 후 미지근한 물로 씻는다. 마지막에 찬물로 헹군다.

피부 대사를 촉진하는 시금치팩

시금치에는 비타민 A와 엽록소가 풍부해서 기미에 효과가 좋다. 또한 시금치를 많이 먹으면 빈혈로 생길 수 있는 기미를 예방하는 효과도 있다. 기미뿐만 아니라 전반적인 피부 대사를 촉진해서 피부를 윤기 있고 매끄럽게 만들어준다. 시금치는 잎과 줄기가 피부에 미치는 효과가 각각 다르므로 팩제를 만들 때는 시금치를 통째로 사용해야 한다. 시금치 데친 물도 세안할 때 사용하면 기미와 미백에 효과가 있다.

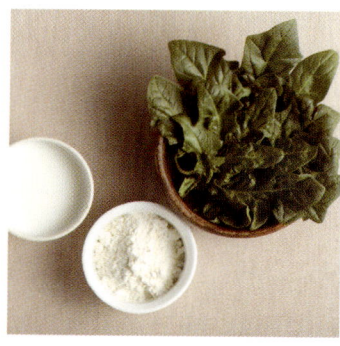

준비할 재료
시금치 3뿌리, 우유 2스푼, 밀가루, 거즈

이렇게 하세요
1. 시금치 3뿌리를 깨끗이 씻어 믹서에 곱게 간다.
2. 시금치 간 것에 우유 2스푼을 넣고 밀가루로 농도를 조절한다.
3. 물기 짠 거즈를 얼굴에 덮고 팩제를 바른다.
4. 30분 후 거즈를 떼어내고 미지근한 물로 씻는다.
5. 마지막에 찬물로 헹구어 모공을 조여준다.

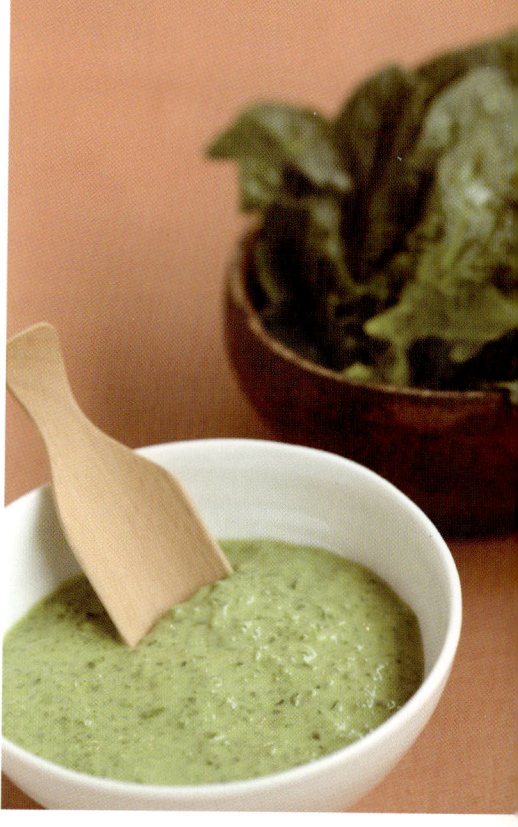

노화 & 주름

젊고 탄력 있는 피부가 된다
노화 & 주름

피부는 노화가 시작되면 표피가 얇아지면서 수분 함유 능력이 떨어진다. 따라서 잔주름이 생기는 걸 막기 위해서는 수분과 영양을 충분히 공급해주어야 한다. 한방 팩은 이런 의미에서 피부 노화에 중요한 해결책이 될 수 있다.

수분과 영양을 동시에 공급한다

나이를 먹는다는 걸 가장 먼저 느낄 수 있는 것이 바로 피부이다. 그러나 피부는 세월만으로 늙는 게 아니다. 자외선에 장시간 노출되거나 스트레스를 많이 받아도 피부는 탄력과 유연성을 잃고 주름이 생기며 늙어간다. 한의학에서는 추위를 많이 타고 기가 허약한 냉체질의 경우 피부에 잔주름이 많이 생기고 피지 분비가 감소하면서 여러 가지 피부 노화 현상이 나타난다고 본다. 따라서 냉기를 제거하고 피부의 혈액 순환을 원활하게 해주는 것만으로도 많은 효과를 볼 수 있다.

피부는 노화가 시작되면 표피가 얇아지면서 수분 함유 능력이 떨어지므로 잔주름을 막기 위해서는 팩을 통해 수분과 영양을 충분히 공급해주어야 한다. 한방 팩은 이런 의미에서 피부 노화에 중요한 역할을 한다. 특히 노화를 막는 것으로 알려진 항산화 물질이 들어 있는 한방 재료를 선택한다면 더 큰 효과를 볼 수 있다. 생재료를 이용해서 팩제를 만들 때는 신선도가 중요하므로, 그때그때 쓸 만큼만 만들어서 사용해야 한다.

피부 노화에 따른 잔주름은 한방 팩과 함께 림프 마사지를 해주면 효과적이다. 림프관 속의 독소는 피부 노화의 원인이 되므로 림프 마사지로 독소를 제거해주면 피부 탄력이 좋아질 수 있다. 림프절이 모여 있는 귀와 목을 중심으로 얼굴 마사지를 해보자. 노폐물이 빠져나가 피부 노화가 예방되는 효과가 있다.

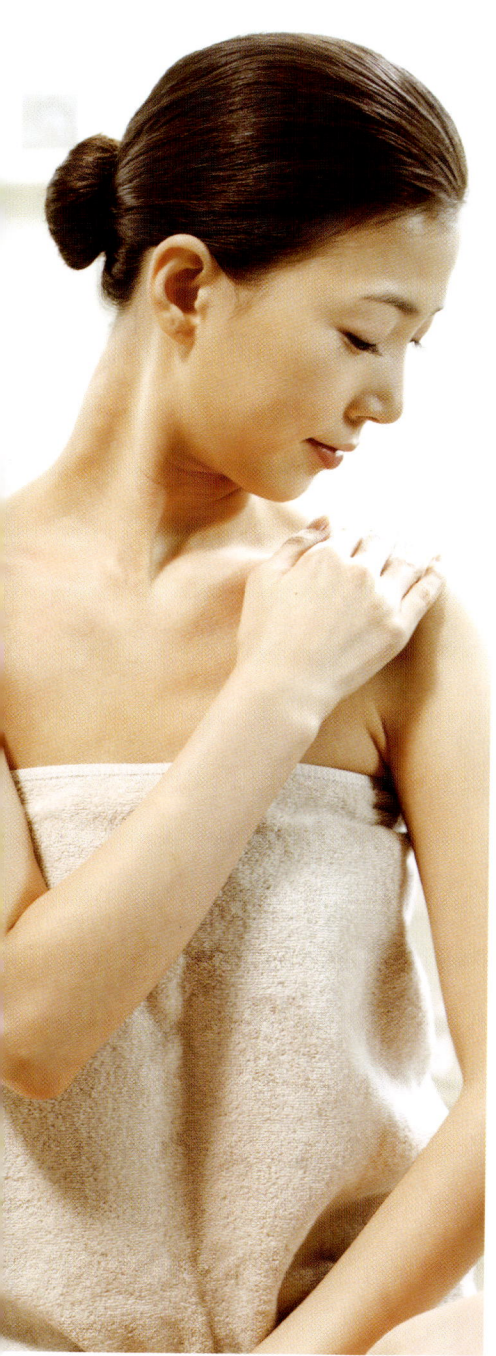

마사지를 하면 얼굴 근육의 긴장이 풀어져 표정까지 부드럽고 아름다워진다. 특히 피부 노화 예방에 좋은 아로마 오일을 사용해서 마사지를 하면 자율신경계 기능이 균형을 이루어 각종 생리 기능까지 좋아진다.

노화를 예방해주는 한방 생활습관

한동안 나이에 비해 어려 보이는 얼굴인 '동안'이 화제가 되었을 만큼 탱탱한 피부는 모든 여성들의 꿈이다. 주름 하나 없는 건강한 피부를 갖기 위해서는 다음의 수칙들을 생활 속에서 실천하면 도움이 될 것이다.

첫째_ 말을 적게 해서 기운을 아낀다.
둘째_ 기름진 음식을 먹지 않아 혈기를 아낀다.
셋째_ 일부러 침을 뱉지 않아 오장의 기운을 보충한다.
넷째_ 화를 자주 내지 않아 간의 기운을 아낀다.
다섯째_ 자극적이지 않은 음식을 규칙적으로 먹어 기운을 보충한다.
여섯째_ 너무 많은 고민과 걱정을 피해서 심기(心氣)를 아낀다.
일곱째_ 성생활이 지나치지 않도록 조절하여 정기(精氣)를 잃지 않도록 한다.

노화 & 주름

잔주름 예방 효과가 뛰어난 참깨팩

참깨는 필수 아미노산과 비타민 E가 풍부한 식품으로 피부에 직접 바르면 피부를 촉촉하고 윤택하게 가꿔주어 잔주름을 예방하는 효과가 있다. 젊음을 유지해주는 참깨의 비밀은 항산화 물질인 감마 토코페롤에 있다. 비타민 E 중 하나인 감마 토코페롤 성분이 노화를 방지하는 항산화 작용을 높여주는 것이다. 참깨팩은 볶지 않은 참깨를 그때그때 갈아 만들어야 한다. 묵은 기름은 산패되어 오히려 노화를 촉진시킬 수 있기 때문이다.

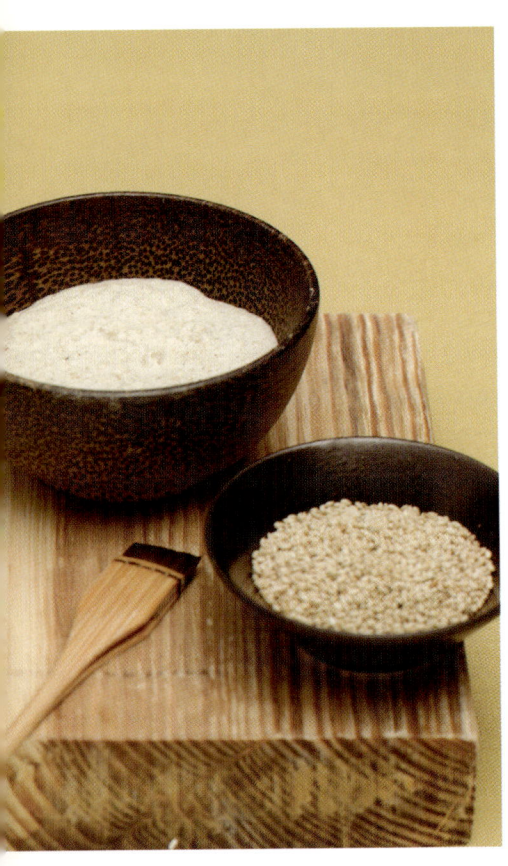

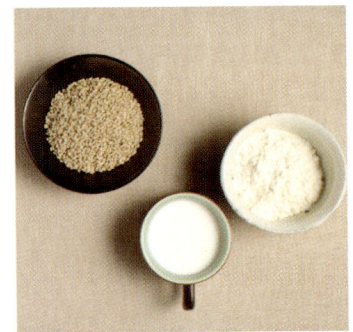

준비할 재료
볶지 않은 참깨 2스푼, 물, 우유, 밀가루, 거즈

이렇게 하세요
1. 볶지 않은 참깨 2스푼을 믹서에 넣고 물을 조금 부어 곱게 간다.
2. 곱게 간 참깨에 우유 1스푼을 넣고 밀가루로 농도를 조절한다.
3. 얼굴에 거즈를 덮고 팩제를 바른다.
4. 30분 후 미지근한 물로 씻는다.

피부에 활력을 불어넣는 더덕팩

더덕팩을 꾸준히 하면 잔주름을 예방할 수 있다. 인삼, 더덕, 도라지 뿌리에는 특유의 쌉싸름한 향을 내는 사포닌이 들어 있는데, 사포닌은 피부 노폐물을 제거하고 혈액 순환을 도와 젊고 윤기 있는 피부로 가꾸어주는 유용한 성분이다. 또한 더덕에는 칼슘, 인, 철분 등의 무기질과 비타민 B 등 각종 영양소가 풍부해 피부 미용에 효과가 탁월하다.

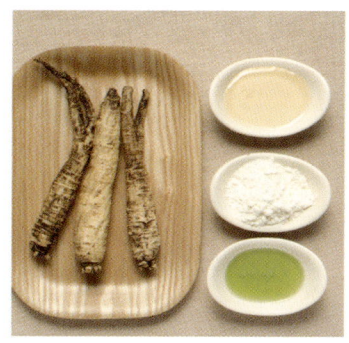

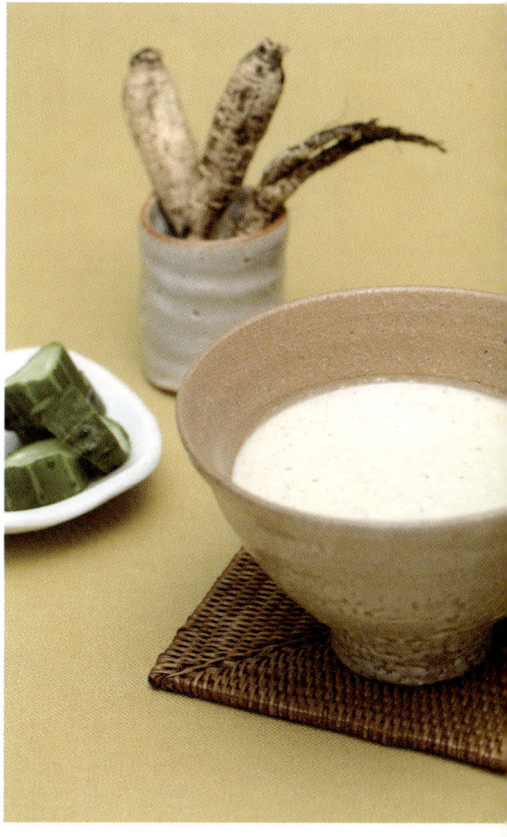

준비할 재료
더덕 1뿌리, 오이 1/2개, 꿀 1티스푼, 밀가루, 거즈

이렇게 하세요
1. 더덕 1뿌리를 깨끗이 씻은 후 믹서에 곱게 간다.
2. 오이를 강판에 갈아 즙 1스푼을 만든다.
3. 1, 2를 섞은 다음 꿀 1티스푼을 넣고 밀가루로 농도를 조절한다.
4. 얼굴에 거즈를 덮고 팩제를 바른다.
5. 30~40분 정도 충분히 둔 다음 미지근한 물로 씻는다.

노화 & 주름

10년 더 어려 보이는 피부 로열젤리팩

로열젤리는 여왕벌의 에너지원이 될 정도로 피부를 젊고 싱싱하게 되돌려주는 작용을 한다. 부쩍 늘어난 잔주름에 신경이 쓰인다면 로열젤리로 팩을 해보자. 꿀과 로열젤리를 섞은 다음 눈 가장자리에 듬뿍 발라주고 랩을 씌워두면 눈가 잔주름 예방에 효과가 좋다. 또한 눈의 피로가 풀려 눈매가 생기 있게 살아난다.

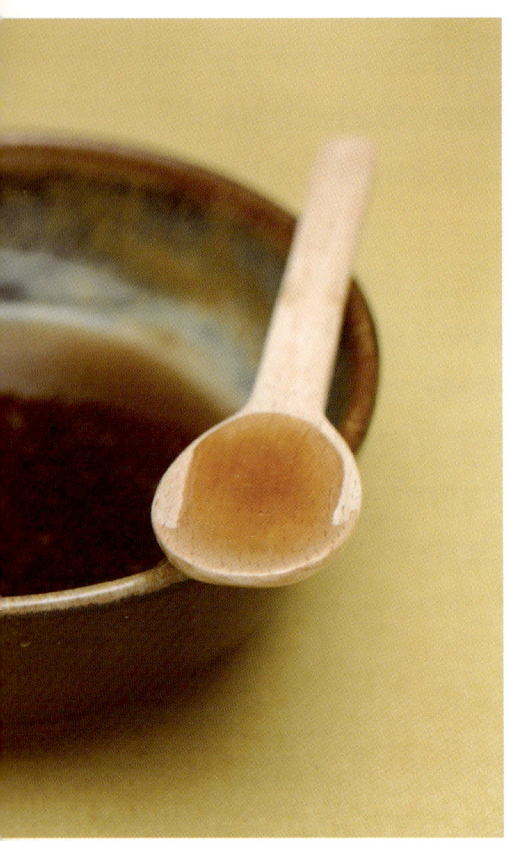

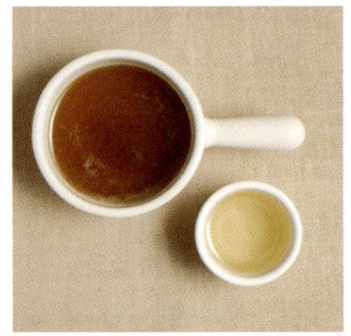

준비할 재료
로열젤리 1스푼, 꿀 1스푼

이렇게 하세요
1. 로열젤리와 꿀을 1:1로 섞는다.
2. 얼굴에 골고루 발라준다.
3. 15분 후 미지근한 물로 깨끗이 씻는다.

최고의 피부 영양제 검은깨팩

깨는 필수 아미노산과 비타민 E가 풍부한 식품으로 피부 재생력을 높인다. 그중에서도 흑임자라 불리는 검은깨는 예로부터 황후들의 식탁과 미용법에 빠지지 않고 등장했을 정도로 피부에 영양을 보충하는 최고의 재료로 꼽힌다. 특히 신진대사와 혈액 순환을 원활하게 해주어 피부 노화를 예방하는 데 효과가 뛰어나다. 냉체질 특유의 거칠고 윤기 없는 피부, 탄력 없이 처진 피부를 가꾸는 데 좋다.

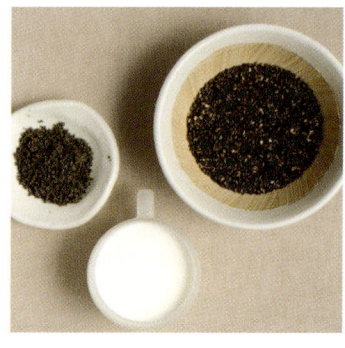

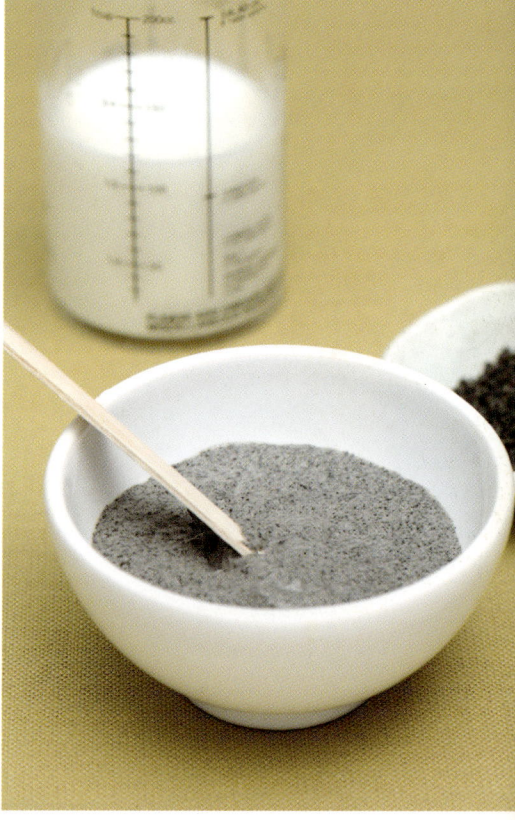

준비할 재료
볶지 않은 검은깨 2스푼, 우유, 밀가루, 거즈

이렇게 하세요
1. 볶지 않은 검은깨 2스푼을 믹서에 곱게 간다.
2. 곱게 간 검은깨에 우유 1스푼을 넣고 밀가루로 농도를 조절한다.
3. 얼굴에 거즈를 덮고 팩제를 도톰하게 펴 바른다.
4. 30분 후 미지근한 물로 깨끗이 씻는다.

노화 & 주름

궁중 여인들의 피부 보약 인삼팩

예로부터 인삼은 궁중과 귀족 여인들의 피부 미용에 많이 사용되던 재료로 피부 세포의 재생을 도와주며 피부 탄력을 높여준다. 잔주름이 많고 얼굴빛이 창백한 냉체질 피부에 특히 효과가 좋다. 인삼을 달여 그 물을 쓰거나 인삼 잔뿌리를 사용하면 경제적이다. 외용(外用)으로 사용할 때 거의 부작용이 없으나, 약효가 강하므로 팔 안쪽에 미리 테스트를 해보고 팩을 하는 게 좋다.

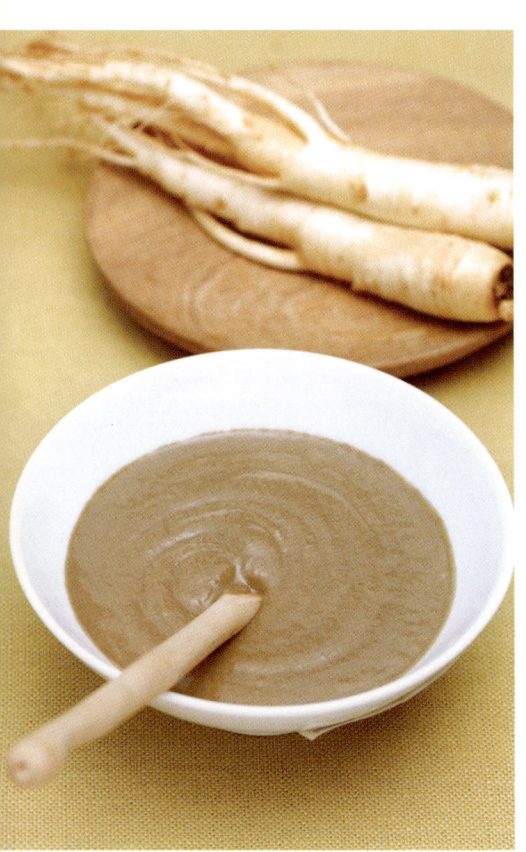

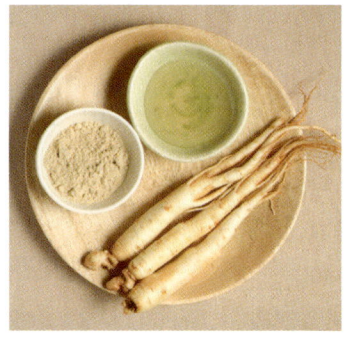

준비할 재료
인삼 작은 것 1개, 꿀 1티스푼, 물, 밀가루

이렇게 하세요
1. 물 1ℓ에 인삼 작은 것 1개를 넣고 약한 불에서 물이 절반 정도 줄어들 때까지 달인다.
2. 거즈로 걸러 물만 받는다.
3. 인삼물에 꿀 1티스푼을 넣고 밀가루로 농도를 조절한다.
4. 얼굴에 골고루 바르고 20분 후 미지근한 물로 씻는다.

> 노화 & 주름에 좋은 그 밖의 방법들

주름 개선에 좋은 로즈우드 오일 림프 마사지

달콤한 수목향에 약간의 장미꽃향이 섞인 로즈우드는 피부 노화와 주름 개선에 효과적인 대표적인 아로마이다. 피부 조직 재생 능력은 물론 유·수분 밸런스와 피부 수분 공급에도 탁월하다. 부작용이 거의 없어 건성 피부, 민감성 피부에도 안심하고 사용할 수 있다. 또한 중추 신경계를 안정시켜 몸을 균형 있고 조화로운 상태로 이끌어준다. 정신적 스트레스에 시달릴 때, 피곤하거나 우울할 때, 환절기나 여행 중에 급격한 기후 변화로 인해 몸이 좋지 않을 때 로즈우드 오일을 이용해 마사지를 해보자.

이렇게 하세요

1. 캐리어오일 10㎖에 로즈우드 오일 4방울을 섞는다. 목, 이마, 광대뼈, 귀 순으로 마사지한다. 손바닥 전체를 이용해서 목을 아래에서 위로 쓸어올린다. 가운데, 오른쪽, 가운데, 왼쪽, 가운데 순으로 2번 반복한다.
2. 손바닥을 이용해 목 부위를 쇄골 방향으로 6번 가볍게 문지른다.
3. 눈가에서 이마 쪽으로, 이마 정중앙에서 상하, 좌우로 쓰다듬어준다.
4. 입가나눈가, 이마 등 주름진 부분을 살살 조그맣게 원을 그리면서 문지른다. 피부의 뭉친 근육을 풀어주는 효과가 있다.
5. 귓바퀴를 엄지와 검지로 잡은 다음 아래로 잡아당긴다.
6. 손바닥으로 귀를 꾹 눌렀다 뗐다를 반복한다.
7. 손바닥으로 귀를 접어서 눌렀다 뗐다를 반복한다.
8. 귓불끝 턱뼈 부분에서 턱뼈 라인을 따라 가볍게 누르고 떼는 동작을 3~5번 반복한다.

건조 & 각질

피부가 촉촉하고 윤이 난다
건조 & 각질

모든 팩은 피부에 수분과 영양을 공급하여 촉촉하고 윤기 있는 피부로 만들어준다. 그중에서도 가장 보습 작용이 뛰어난 것은 해조류를 이용한 팩으로 건조한 피부에 특히 효과가 좋다. 해초 가루에 꿀을 적절히 추가하면 최고의 보습 팩이 된다.

메마른 피부에 수분을 준다

한의학에서는 폐가 피부와 털의 윤기를 주관한다고 한다. 따라서 폐가 약해지면 피부가 점점 건조해지고 각질이 일어나는 민감성 피부로 변한다고 본다. 특히 피부가 건조한 열체질의 경우 흡연은 폐 기능을 약화시켜 피부를 더욱 건조하게 만들 수 있으므로 삼간다. 냉체질의 경우는 스트레스를 받으면 허열이 얼굴을 자극하여 없던 각질이 생길 수 있으므로 가급적 몸을 따뜻하게 하고 스트레스를 받지 않도록 조심해야 한다.

기본적으로 팩은 피부에 수분을 공급하여 촉촉하고 윤기 있는 피부로 만들어주지만 그중에서도 해조류는 보습 작용이 탁월해서 건조한 피부에 특히 효과가 좋다. 팩제를 만들 때 밀가루 대신 해초 가루로 농도를 조절하고, 여기에 꿀 1티스푼을 첨가해보자. 최고의 보습 팩이 될 것이다. 얼굴이 건조한 사람은 몸도 건조하다. 뿐만 아니라 몸에는 얼굴보다 피지선이 많이 발달하지 않아 얼굴이 지성이라도 몸은 건성인 경우가 많다. 매일 샤워를 하고 반신욕을 하면 오히려 몸의 건조증이 심해질 수 있다. 너무 청결한 것이 독이 될 수도 있다는 사실을 명심하자.

미백과 각질 제거를 동시에 살구씨팩

한방에서 행인이라 부르는 살구씨는 피부 미백 효과로 잘 알려져 있지만, 건조한 피부에도 효과가 좋다. 살구씨는 노화된 각질을 제거해 맑고 윤기 있는 피부로 회복시켜주기 때문에 거칠고 건조한 피부에 좋으며 꾸준히 사용할 때는 미백 효과도 기대할 수 있다. 얼굴의 혈액 순환도 도와 피부가 놀랍도록 매끄러워진다.

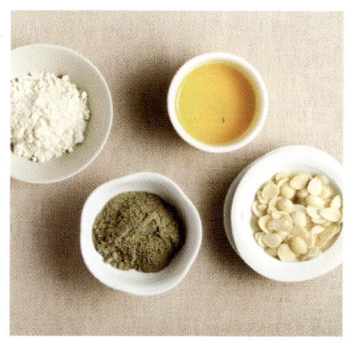

준비할 재료
해초 가루 2스푼, 행인 가루 1티스푼, 달걀노른자, 물, 거즈

이렇게 하세요
1. 해초 가루 2스푼을 물에 타서 걸쭉하게 만든다.
2. 1에 행인 가루 1티스푼과 달걀노른자를 섞고 물로 농도를 조절한다.
3. 얼굴에 거즈를 덮고 팩제를 바른다.
4. 30분 후 미지근한 물로 씻고 마지막에 찬물로 헹군다.

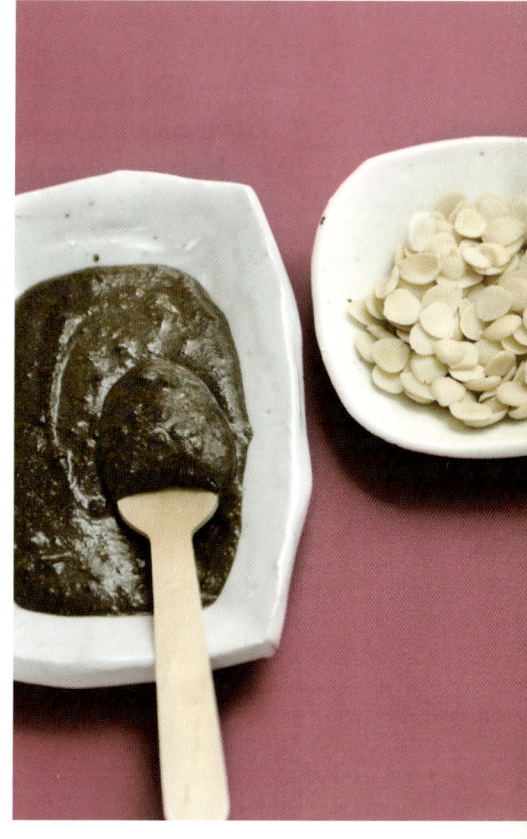

건조&각질

알긴산이 피부를 촉촉하게 다시마팩

다시마는 각질을 제거하고 미네랄과 비타민 C, E를 공급하며 피부를 맑고 깨끗하게 해준다. 또한 다시마에 풍부한 알긴산의 피부 보습 작용으로 건조한 겨울철에 하면 특히 좋은 팩이다. 다시마나 미역 등 해초를 이용한 팩을 만들 때는 2시간 이상 물에 담가 완전히 소금기를 제거한 후 사용해야 한다. 소금기가 남아 있으면 피부에 자극을 줄 수 있기 때문이다.

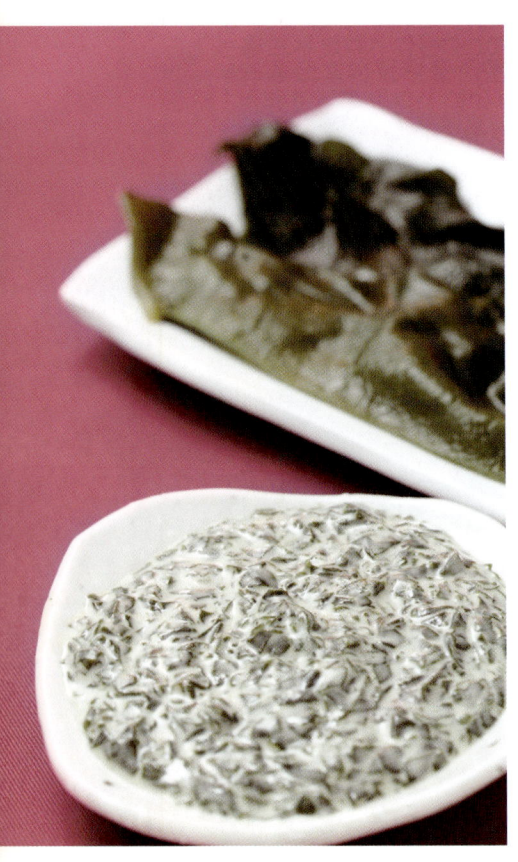

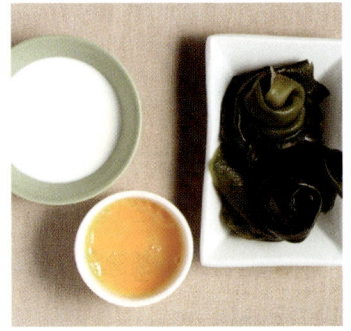

준비할 재료
다시마 조금, 우유, 달걀노른자 1개, 거즈

이렇게 하세요
1. 손바닥 크기의 다시마 2개를 소금기가 빠지도록 물에 담가 깨끗하게 씻은 후 우유를 2스푼 정도 넣고 믹서에 곱게 간다.
2. 1에 달걀노른자 1개를 넣고 고루 섞는다.
3. 얼굴과 목에 팩제를 고루 바른 후 30분 정도 둔다.
4. 미지근한 물로 깨끗이 씻은 다음 찬물로 헹군다.

모공의 때와 각질을 제거하는 흑설탕팩

흑설탕은 얼굴 스크럽제로도 많이 사용하는 재료이다. 모공의 때를 빼주고 죽은 세포의 각질을 자연스럽게 제거해주기 때문이다. 건성 피부는 자극적인 스크럽제를 사용해서 마사지를 하는 것이 좋지 않다. 피부를 자극해서 민감하게 만들기 때문이다. 이럴 때는 흑설탕을 이용해서 각질 제거를 해주면 효과적이다. 피부에 자극을 주지 않고도 자연스럽게 각질을 제거할 수 있다. 세게 문지르지 말고 부드럽게 얼굴에 펴 바른 후 비닐 랩으로 씌워주자.

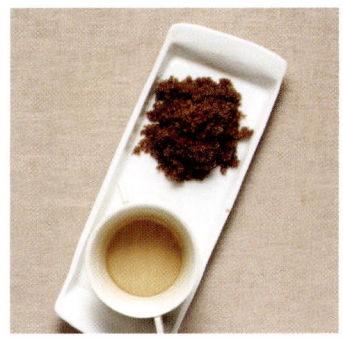
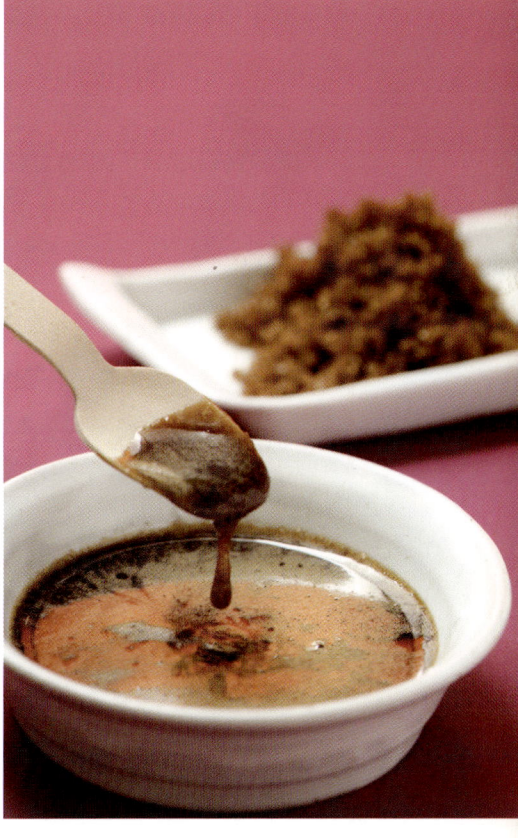

준비할 재료
흑설탕 1/2컵, 물, 꿀 1스푼, 비닐 랩

이렇게 하세요
1. 물 1컵에 흑설탕 1/2컵을 넣고 약한 불에서 끓인다.
2. 1에 꿀을 넣고 걸쭉하게 만든다.
3. 얼굴에 고루 팩제를 펴 바르고 비닐 랩을 씌운다.
4. 20분 후 미지근한 물로 씻고 마지막에 찬물로 헹군다.

건조 & 각질

비타민과 미네랄이 풍부한 아보카도팩

피부가 유난히 건조하거나 거칠어졌을 때 좋은 팩이 바로 아보카도팩이다. 아보카도는 각종 비타민과 미네랄이 풍부할 뿐 아니라 특히 비타민 E가 많이 노화를 예방하고 피부에 탄력과 윤기까지 더해준다. 과일 중에는 유일하게 적당한 유분이 함유되어 있어 피부 수분이 달아나지 않도록 돕는다. 수분 부족형 지성 피부보다는 악건성 피부에 추천한다. 건조하고 푸석푸석한 피부를 집중적으로 관리해보자.

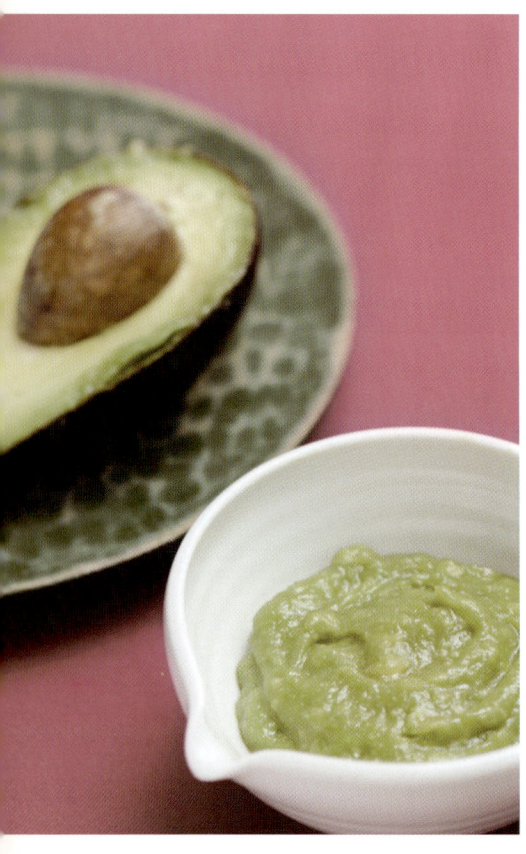

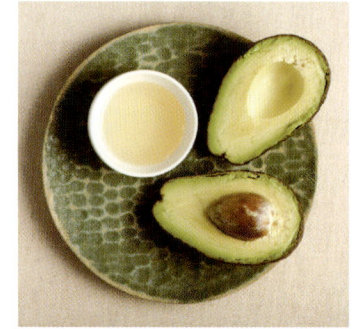

준비할 재료
아보카도 1/2개, 꿀 1티스푼

이렇게 하세요
1. 아보카도를 반으로 잘라 큰 숟가락으로 과육을 퍼내 으깬다.
2. 으깬 아보카도에 꿀 1티스푼을 넣어 섞는다.
3. 얼굴과 목에 바르고 10분간 그대로 둔다.
4. 미지근한 물로 씻고 마지막에 찬물로 헹군다.

트러블 없는 최고의 보습제 바나나팩

바나나는 건조 피부 팩제로 가장 널리 쓰이는 과일이다. 비타민 A가 풍부하고 당분이 많아 건조한 피부를 촉촉하고 부드럽게 만들어준다. 피부 타입에 맞춰 수분 부족형 지성 피부라면 무가당 플레인 요구르트와 밀가루를 섞어 사용하고, 전형적인 수분 부족형 건성 피부라면 달걀노른자, 피부 탄력까지 떨어진 건성 피부라면 달걀노른자에 비타민 E 오일 캡슐을 섞어 사용하면 더 좋은 효과를 얻을 수 있다. 바나나는 다른 팩제와 섞지 않고 갈아서 그냥 피부에 얹어도 자극이 없다.

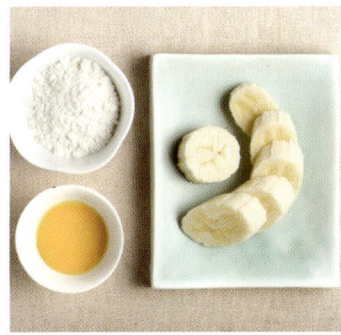
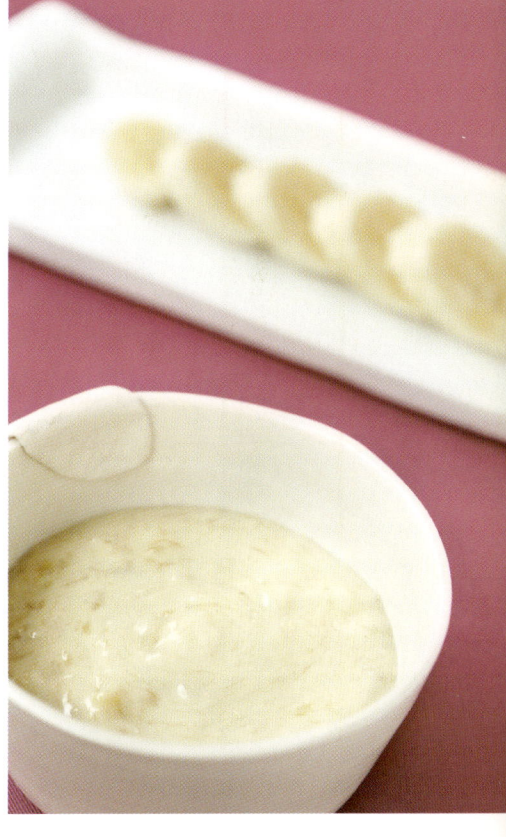

준비할 재료
바나나 1/2개, 달걀노른자 1개, 밀가루, 물, 거즈

이렇게 하세요
1. 바나나 1/2개를 숟가락으로 으깬다.
2. 으깬 바나나에 달걀노른자 1개를 넣고 물과 밀가루로 농도를 조절한다.
3. 얼굴에 거즈를 덮고 팩제를 바른다.
4. 30분 후 미지근한 물로 씻고 마지막에 찬물로 헹군다.

건조 & 각질

건조&각질에 좋은 그 밖의 방법들

뭉친 기를 풀어주는 향부자 얼굴 스팀 마사지

향부자는 기와 여성을 위한 중요한 약재로, 뭉친 기를 풀어주고 기를 아래로 내려 가슴 속의 열을 없애는 등 기가 막혀 원활히 순행하지 못하여 생기는 여러 증상에 사용된다. 『동의보감』에 향부자는 여성의 월경과 생식기계 문제를 개선하는 것은 물론 여성의 심성까지도 치료한다고 적혀 있다. 이처럼 몸에 이로운 향부자를 이용해 얼굴에 스팀 마사지를 해보자. 음용하는 것 못지않게 건강한 피부를 만들 수 있을 것이다.

이렇게 하세요

1. 향부자 100g에 물 3~4컵을 붓고 끓인다.
2. 물이 끓기 시작하면 증기를 얼굴에 쐰다. 불편하면 세숫대야에 끓인 물을 붓고 증기를 쐬어도 된다. 이때 머리 뒤로 수건을 둘러 증기가 빠져나가지 않게 하면 더 좋다.
3. 약물이 식을 때까지 증기를 쐬고, 식은 다음에는 그 물로 10분 정도 얼굴을 씻는다. 문지르지 말고 물로 얼굴을 두드린다는 느낌으로 한다.
4. 미지근한 물로 얼굴을 헹군다.

전신 피부가 건조할 때 오트밀 보디 팩

오트밀은 귀리의 껍질을 벗기고 말린 뒤, 적당히 볶아 분쇄하거나 압착한 것으로 단백질과 각종 미네랄, 비타민이 풍부하게 들어 있다. 오트밀의 다당류는 수분 공급과 수분 유지 능력이 뛰어난 것이 특징이고, 비타민 B와 미네랄은 피지를 제거해서 피부를 맑고 깨끗하게 하고, 신진대사를 촉진시켜 건강한 피부를 만들어준다. 또한 피부에 자극을 주지 않기 때문에 민감하거나 자극 받은 피부에 좋다.

이렇게 하세요

1. 오트밀 가루에 꿀 1스푼을 넣고 우유로 농도를 조절한다.
2. 팔과 다리, 온몸에 부드럽게 바른 후 비닐 랩을 씌운다.
3. 20분 후 미지근한 물로 몸을 씻고 마지막에 찬물로 헹군다.

대중탕에서 가볍게 즐기는 냉온욕

냉온욕은 냉탕과 온탕에 교대로 입욕하는 목욕법으로 모세혈관을 튼튼하게 해서 피부의 신진대사를 활발하게 만든다. 또한 피부가 수축과 확대를 반복하면서 혈액과 림프액의 순환도 원활해진다. 냉탕과 온탕이 모두 필요하므로 대중탕을 이용하는 것이 좋다. 그러나 집에서도 간편하게 냉온욕을 즐길 수 있다. 욕조에 더운물을 받아놓고 온욕을 한 다음 나와서 찬물로 샤워를 하는 것이다. 겨울에 찬물로 샤워하는 것이 부담스럽다면 온탕에서 나와 밖에서 1분 정도 몸을 식힌 후 다시 온탕에 들어가면 된다. 집에 욕조가 없을 경우 찬물과 더운물로 번갈아 샤워를 해주어도 비슷한 효과를 얻을 수 있다.

이렇게 하세요
1. 냉탕에 1분 정도 몸을 담갔다 나와서 온탕에 1분 정도 몸을 담근다.
2. 이렇게 냉탕 3회, 온탕 2회, 모두 5회를 한다.
3. 마무리는 냉탕으로 하는 것이 좋다.
4. 냉온욕을 마친 후에는 양말을 신어 몸을 따뜻하게 해준다.

냉탕 안에 있을 때	온탕 안에 있을 때
1. 평소 안 좋은 장기를 중심으로 몸 전체를 부드럽게 마사지한다. 2. 두 다리를 쭉 뻗어 발을 좌우로 움직인다.	1. 가만히 앉아서 몸의 긴장을 푼다. 2. 앉은 상태에서 가슴을 최대한 편 채 고르게 호흡을 한다.

아토피

열독을 내리고 부스럼을 치료한다
아토피

아토피의 근본 원인은 열독이다. 따라서 열독을 내리고 발진과 부스럼을 가라앉히며 피부 건조를 막는 한방 재료로 팩을 해야 효과를 볼 수 있다. 아토피에 시달리는 피부에 건강과 아름다움을 되찾아주자.

열독을 내리고 수분을 공급한다

한의학에서는 아토피의 근본 원인이 열독에 있다고 본다. 즉 몸속에 쌓인 열이 피부 밖으로 나타나는 것이 바로 아토피라는 것이다. 최근 들어 아토피로 고통 받는 사람들이 많아지는 것은 고칼로리 음식과 과도한 스트레스, 환경오염 등이 주범이라고 할 수 있다. 과다한 영양과 정신적인 스트레스로 인해 몸속에 지나치게 생겨난 열이 체내에서 자연스럽게 처리되지 못하고 한 곳에 쌓이거나 제대로 발산되지 못할 때 발생한 열독이 아토피라는 피부 질환으로 나타나는 것이다.

모든 아토피가 그렇듯이 얼굴 부분의 아토피도 사람마다 증세와 정도가 다르다. 긁어서 딱지가 내려앉을 만큼 심하게 가려운 사람이 있는가 하면 화장품이나 비누만 잘 골라 써도 별 어려움 없이 지내는 사람도 있다. 겨울에 아토피가 심해지는 것은 계절적으로 건조하고 몸속의 열이 진액을 말리는 상황이 심해지기 때문. 이때는 즙 많은 과일인 배나 무가 들어간 동치미를 수시로 먹으면 좋다. 여름에는 열이 피부로 몰려서 아토피가 심해지니 녹차를 진하게 우려서 시원하게 한 후 헝겊에 적셔 상처 부위에 얹으면 효과가 있다. 아토피의 원인이 되는 열독을 내려주고 발진과 부스럼을 가라앉혀주는 소염 작용과 보습 효과가 뛰어나 피부 건조를 막는 한방 재료로 팩을 해보자. 아토피에 시달려 지치고 예민해진 피부가 건강하게 살아날 것이다.

피부 가려움증을 완화하는 고삼팩

고삼은 우리 몸의 습을 없애는 성질이 있는 동시에 항균 작용이 있어 염증을 예방하는 데 효과적이다. 특히 아토피로 인해 가려움증이 심할 때 고삼 우린 물로 목욕을 하면 증상이 한결 완화된다. 고삼은 얼굴이 자주 벌겋게 되는 홍조 증세로 고생하는 사람에게도 유용한 한방 재료이다. 고삼을 달인 물로 세수를 하면 피부가 벌겋게 달아오르는 증세가 가라앉는다. 피부 가려움증과 하얗게 일어나는 인설을 치료하는 고삼으로 아토피 피부염에서 벗어나보자.

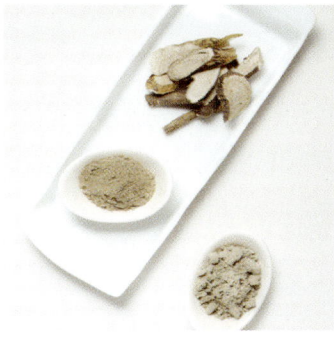
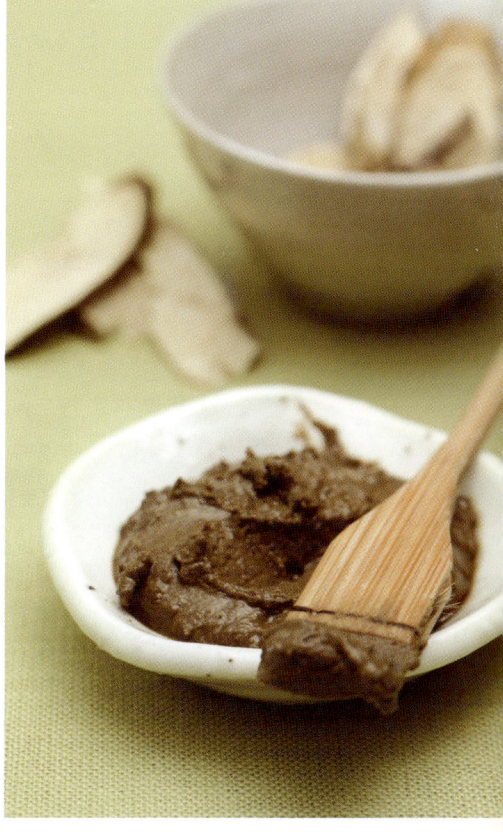

준비할 재료
고삼 가루 1스푼, 감초 가루 1스푼, 물, 거즈

이렇게 하세요
1. 고삼 가루 1스푼, 감초 가루 1스푼에 물을 넣어 걸쭉하게 갠다.
2. 얼굴에 거즈를 덮고 팩제를 바른다.
3. 30분 후 거즈를 떼고 미지근한 물로 씻는다.
4. 마지막에 찬물로 헹군다.

아토피

아토피로 칙칙해진 피부를 맑게 하는 감초팩

감초는 건성 피부, 여드름 등에 효과적인 한방 재료이다. 특히 울긋불긋한 피부를 다스려 피부 톤을 맑게 정리해준다. 얼굴이 태양빛에 보기 흉하게 얼룩덜룩 탔다면 감초를 사용해보자. 소염 작용이 뛰어나 상처를 치료하는 데도 좋으며, 알레르기 피부에도 유용하다. 또 세포를 재생하고 신진대사를 원활하게 해주어 아토피에 시달려 지치고 칙칙해진 피부를 산뜻하고 화사하게 바꾸어준다.

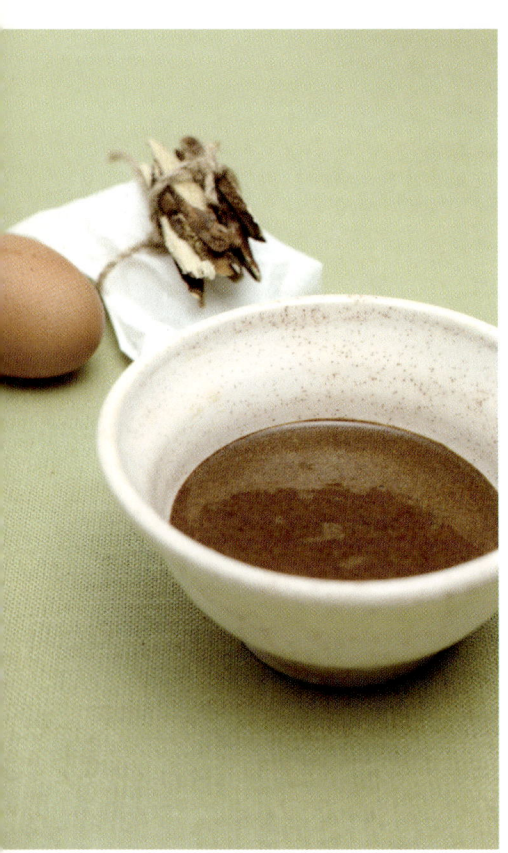

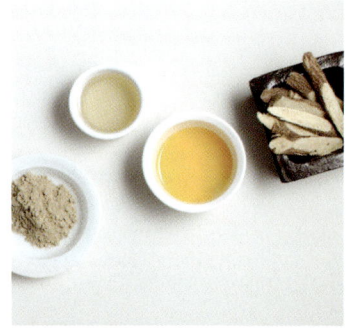

준비할 재료
감초 가루 2스푼, 달걀노른자 1개, 꿀 1티스푼, 물, 거즈

이렇게 하세요
1. 감초 가루 2스푼에 달걀노른자 1개와 꿀 1티스푼을 넣고 물을 부어 걸쭉하게 갠다.
2. 얼굴에 거즈를 덮고 팩제를 바른다.
3. 30분 후 미지근한 물로 씻고 마지막에 찬물로 헹군다.

열독을 내리고 피부를 재생시키는 황금팩

황금은 삼국시대 이후 '속썩은풀'이라 하여 민간요법으로 열을 가라앉히는 데 사용되어 왔다. 열독이 올라 생긴 아토피에 효과가 좋은 팩제로 피부에 침착된 유해 성분을 제거하고 피부를 재생해주며, 유해 산소로 인한 피부 노화 예방에도 좋다. 트러블 예방과 흉터 예방 효과가 있어 여드름을 짠 후 황금팩을 하면 흉터가 남지 않는다. 또한 피부의 보습 효과가 뛰어나며 아토피성 피부염 등 알레르기 피부 질환에도 효과가 있다.

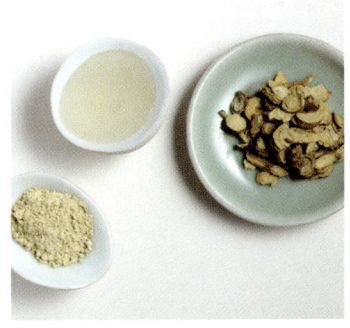

준비할 재료
황금 가루 2스푼, 꿀 1티스푼, 물, 거즈

이렇게 하세요
1. 황금 가루 2스푼에 꿀 1티스푼을 넣고 물을 부어 걸쭉하게 갠다.
2. 얼굴에 거즈를 덮고 팩제를 바른다.
3. 30분 후 미지근한 물로 씻고 마지막에 찬물로 헹군다.

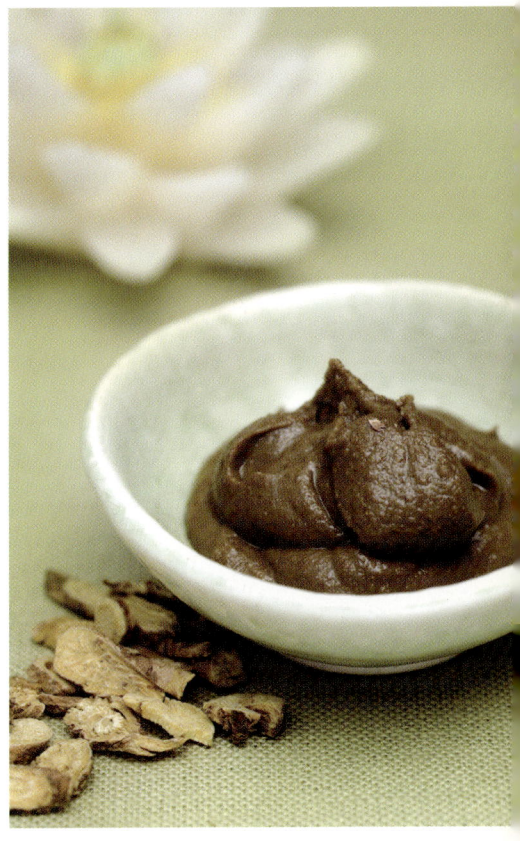

아토피

열체질 아토피에 좋은 우방자팩

국화과 식물인 우엉의 과실을 말린 것이 우방자이다. 예로부터 피부병에 많이 쓰인 한방 재료로 약성이 매우면서도 서늘한 독특한 성질을 가지고 있다. 대개 매운 성질의 약재는 몸을 덥혀주는 기능이 있는데, 우방자는 매우면서도 몸을 서늘하게 식혀준다. 피부를 통한 발산 작용을 하면서 동시에 열을 식혀주므로 열독을 제거하는 능력이 탁월하다. 따라서 열독이 올라 발생하는 열체질의 아토피에 효과가 좋은 한약재이다. 소염 및 항균 작용이 있어 각종 염증과 피부 가려움증, 습진에도 효과가 있다.

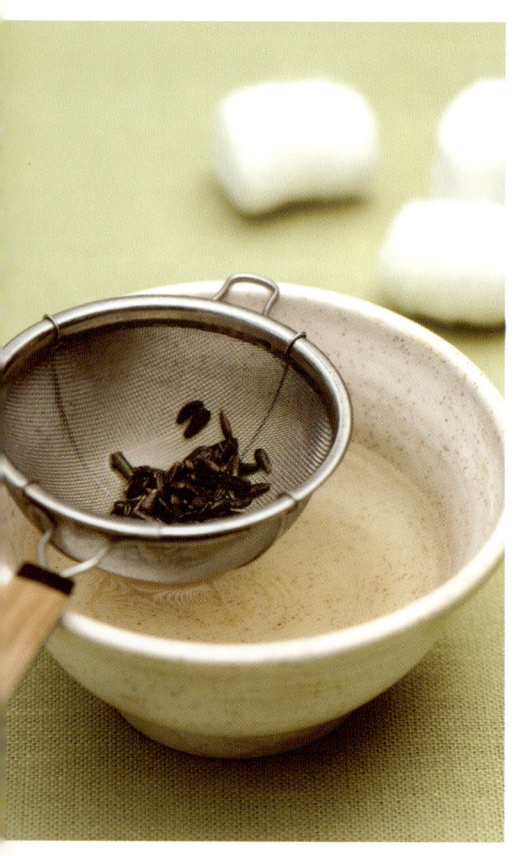

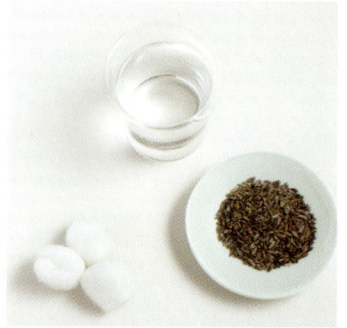

준비할 재료
우방자 20g, 물, 화장솜

이렇게 하세요
1. 물 2㎖에 우방자 20g을 넣고 30분에서 1시간 정도 달인다.
2. 물을 식힌 후 냉장고에 보관한다.
3. 세안을 한 후 화장솜에 우방자 달인 물을 묻혀 아토피 부위에 10분 정도 올려놓는다.
4. 스킨을 닦아내듯 바른다.

항균과 소독 효과가 뛰어난 국화팩

국화는 예로부터 피부 질환 치료에 자주 쓰이던 한방 재료이다. 항균 및 소독 작용이 있어서 특히 아토피 치료에 효과적이다. 가을에 피는 꽃인 국화의 차가운 성질은 열독을 내려주는 작용을 한다. 직접 따온 들국화를 집에서 말려 사용하려면 먼저 소금물에 담가 오염물질을 제거해주어야 한다. 아토피로 인해 각질이 일어나거나 염증이 생겼을 때 말린 국화를 끓여 우려낸 물로 세안을 하거나 화장솜에 묻혀 아토피 부위에 올려놓으면 증상이 완화되는 걸 느낄 수 있다.

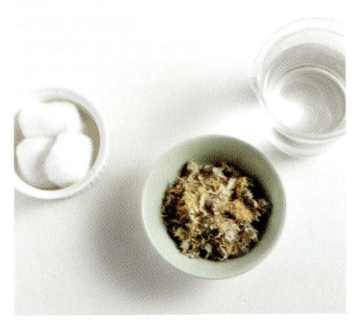
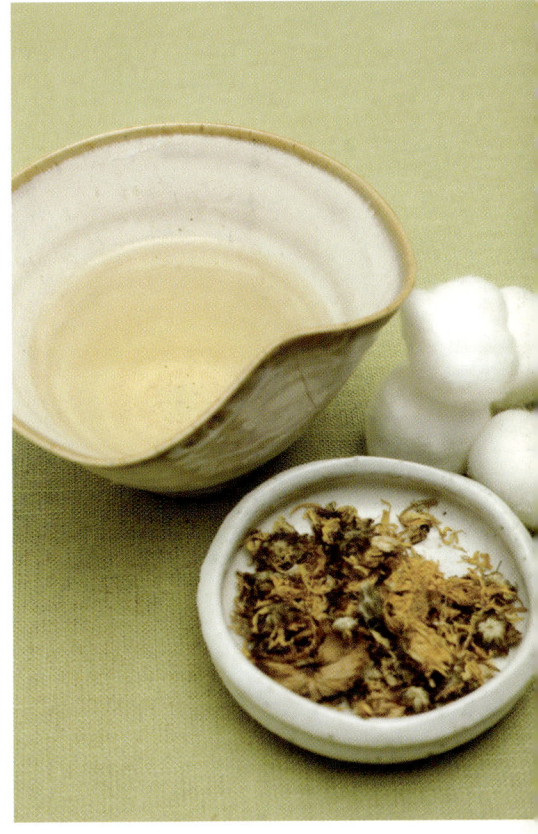

준비할 재료
말린 국화 100g, 물, 화장솜

이렇게 하세요
1. 2*l*의 물이 끓을 때 말린 국화 100g을 넣고 30분에서 1시간 정도 달인다.
2. 체에 걸러 물만 냉장고에 보관한다.
3. 세안을 한 후 스킨을 바르기 전에 화장솜에 국화 달인 물을 묻혀 아토피 부위에 올려놓는다. 스킨 대용으로 사용해도 좋다.

아
토
피

아토피에 좋은 그 밖의 방법들

전신 아토피에 좋은 백굴채 목욕

아토피에는 목욕이 좋은 치료법이 될 수 있다. 피부는 늘 호흡을 하고 있기 때문에 피부를 통해 독소와 사기를 배출하는 것은 아주 중요한 일인데, 목욕이 바로 이것을 가능하게 한다. 그러나 뜨거운 물은 오히려 피부를 자극해서 가려움증을 더할 수 있으므로 약욕은 반드시 미지근하다 싶은 정도의 물로 해야 한다. 또한 너무 오래 하는 것은 열기를 올려 좋지 않고, 피부에 자극이 가지 않도록 손으로만 가볍게 문지르는 것이 좋다. 약욕을 마친 후에는 마른 수건으로 물기를 깨끗이 닦아 몸에 수분이 남아 있지 않도록 한다. 증상이 심할 때는 약욕용으로 우린 약재 물을 심한 부위에 발라준다. 백굴채는 '애기똥풀'이라고도 불리며, 각종 문제성 피부 치료에 많이 사용되어왔다. 보습력이 좋고 피부 살균 및 완화에 도움을 주는 풀로, 특히 죽은 각질을 빨리 떨어져나가게 한다.

이렇게 하세요

1. 백굴채 20g을 잘게 썰어 면 주머니에 넣는다.
2. 욕조에 뜨거운 물을 받은 다음 백굴채를 넣은 면 주머니를 담가 우려낸다.
3. 욕조에 몸을 담그고 탕욕을 즐기거나 아토피 피부염이 하체에 있다면 반신욕을 해도 좋다.

신체 면역력을 높여주는 티트리 아로마 테라피

티트리 오일은 살균 능력이 뛰어나지만, 건강한 세포는 해치지 않고 박테리아만을 선별적으로 죽이기 때문에 특별한 부작용이 없다는 것이 가장 큰 장점이다. 또한 몸의 전체적인 면역력을 높여주는 강력한 면역 자극제로서 병균에 자주 감염되는 사람, 질병의 회복이 느린 사람들에게 좋다. 한마디로 면역 체계 이상으로 원인이 추정되는 아토피에 효과적인 오일이라고 할 수 있다. 발한 작용이 있어 몸의 독소를 땀으로 배출하기도 한다.

이렇게 하세요

1. 아로마 램프 접시 위에 적당량의 물을 붓고 에센셜 오일 3~5방울을 떨어뜨린다.
2. 램프 초에 불을 붙여 천천히 방향시켜준다.
3. 편안히 휴식을 취하거나 팩을 하고 눕는다.

머릿속 아토피를 위한 차조기 두피 팩

두피 아토피 피부염은 진물이 나면서 딱지가 생길 수도 있고, 건조하면서 비듬이 생길 수도 있다. 지루성 비듬을 동반하거나 모낭 염증이 생기는 등 유형도 다양하다. 일반적으로 두피 아토피가 있을 경우 가급적 샴푸나 린스의 사용은 피해야 한다. 자극이 적은 비누를 사용해서 감을 때도 두피를 문지르거나 두드리지 말고 부드럽게 감아야 한다. 물론 헤어 스타일링 제품 사용도 자제해야 한다. 심한 경우 두피 아토피 피부염으로 인해 탈모가 진행되기도 한다. 더 심각한 문제가 유발되기 전에 두피 아토피에 좋은 차조기를 이용해서 두피 팩을 해보자.

이렇게 하세요

1. 2*l*의 물이 끓을 때 차조기 100g을 넣고 30분에서 1시간 정도 달인다.
2. 물을 식힌 후 20분 정도 머리를 감는다.
   샴푸나 린스를 사용하지 말고 두피에 차조기 물을 계속 끼얹어준다.
3. 머리를 감은 후에는 수건으로 머리카락의 물기만 가볍게 제거하고 자연 건조시킨다.
4. 샴푸는 다음 날 아침에 다시 해준다.

| Special tip | 한방 에스테틱 프로그램

"주말에 하는 특별한 피부 관리!"
집에서 하는 한방 에스테틱 프로그램

보통 에스테틱에 가면 1시간 30분에서 2시간 정도 관리를 받는다. 여기에 이동 시간까지 포함하면 3시간 이상이다. 비용 또한 만만치 않다. 조금만 더 부지런하고, 조금만 더 피부를 사랑한다면 고가의 한방 에스테틱 프로그램을 집에서 여유 있게 할 수 있다.

여드름
한방 에스테틱 프로그램

여드름은 냉체질과 열체질 모두에게 골치 아픈 피부 질환이다. 우선 약욕을 통해 몸의 기혈 순환을 원활하게 해주고 가슴과 등에 난 여드름까지 잡아준다.

　모공과 피지 관리 또한 여드름 관리에 있어서 빼놓을 수 없는 부분이다. 약초팩을 하기 전에 아이스 스킨토너 팩으로 피부를 진정시켜주면 팩의 효과를 더욱 높일 수 있다.

　마지막으로 자궁과 장에 좋은 경혈에 뜸을 떠 혈액 순환과 배변 활동을 촉진시키면 몸속 독소로 인해 생길 수 있는 여드름을 예방할 수 있다.

1 약욕 (107p)

2 아이스 스킨토너 팩 (107p)

3 한방 약초팩 (103p)

단계별 이용 방법

미백
한방 에스테틱 프로그램

특별한 피부 트러블은 없는데 얼굴색이 칙칙하고 거무튀튀하다면 몸속에 독소와 노폐물이 쌓인 증거일 수 있다. 따라서 피부가 본래 상태로 돌아가기 위해서는 먼저 몸속 독소와 노폐물을 제거해야 한다. 우선 주말 단식을 통해 장 해독을 해서 몸속을 정화해보자. 1주일에 한 번, 두 달만 실시하면 한결 몸이 가벼워지는 걸 느낄 수 있을 것이다.

약초팩을 하기 전에 라벤더 얼굴 스팀 마사지로 모공을 열어주자. 아로마는 스트레스를 풀어 기혈 순환을 촉진시키는 효과가 있다. 아로마 향과 함께 휴식을 취하는 마음으로 팩을 한다면 효과가 배가될 것이다.

1 주말 단식 (114p)

2 라벤더 얼굴 스팀 마사지 (115p)

3 한방 약초팩 (109p)

단계별 이용 방법

기미 & 잡티
한방 에스테틱 프로그램

한방에서는 갑작스러운 기미와 잡티의 원인을 몸속의 어혈로 보는 경우가 많다. 어혈에 좋은 좌욕으로 기혈 순환을 촉진해서 피를 깨끗하게 해주면 기미와 잡티 예방에 도움이 된다.

스트레스 또한 기미를 만드는 원인 중 하나이다. 신경을 이완시켜주는 아로마 오일을 이용해 얼굴 마사지를 하면 혈액 순환도 돕고 스트레스까지 푸는 이석이조의 효과를 얻을 수 있다. 여기에 혈액 순환과 어혈에 효과가 있는 한방 팩을 하면 기미와 잡티가 한결 옅어지는 것을 확인할 수 있다. 페이스 요가로 마무리를 한다.

1 약쑥 좌욕 (115p)

2 한방 약초팩 (117p)

3 페이스 요가 (68p)

단계별 이용 방법

노화 & 주름
한방 에스테틱 프로그램

피부 노화의 원인이 되는 림프 내 독소를 제거하면 피부에 탄력이 생긴다. 우선 피부 재생 능력이 있는 아로마 오일을 사용해 림프 마사지를 해준다. 림프 마사지 후에는 건조할 수 있으므로 수분 공급을 위해 얼굴 스팀 마사지를 해주면 좋다. 기혈 순환을 돕고 몸의 독소를 배출시키는 향부자를 이용해서 훈증을 한다면 더 좋은 효과를 얻을 수 있다.

훈증으로 피부 노폐물을 제거하고 모공을 청소한 후 한방 팩을 해주면 영양분의 흡수가 빨라진다. 눈가와 입가 등 표정 근육에 생기는 미세한 주름은 지압으로 한결 옅어질 수 있다.

1 로즈우드 오일 림프 마사지 (129p)
2 향부자 얼굴 스팀 마사지 (136p)
3 한방 영양팩 (127p)

단계별 이용 방법

건조 & 각질
한방 에스테틱 프로그램

피부가 건조해서 당기고 각질까지 하얗게 일어난다면 수분 공급이 우선이다. 주변에서 구하기 쉬운 신선한 과일로 수분과 영양을 동시에 공급한다.

그 다음은 건조한 몸 관리로 들어가자. 몸이 건조해서 각질이 일어난다고 보디 스크럽 제품을 사용하면 피부에 자극이 되어 오히려 건조증이 악화될 수 있다. 이때 좋은 것이 보디 팩이다. 각질도 자연스럽게 제거되고 피부에 수분과 영양도 공급되어 매끄러운 피부로 가꾸어준다. 마지막으로 냉온욕으로 혈액 순환을 더욱 원활하게 만들어보자.

1 과일 보습팩 (135p)
2 오트밀 보디 팩 (136p)
3 냉온욕 (137p)

단계별 이용 방법

아토피
한방 에스테틱 프로그램

아토피는 열독을 내려주는 것이 우선이다. 또한 가려움증으로 인해 생긴 부스럼과 상처 역시 관리해주어야 한다.

아토피는 얼굴뿐 아니라 머리부터 발끝까지 전신에 걸쳐 증상이 나타난다. 따라서 머리, 얼굴, 몸 등 아토피 증상이 있는 곳 모두 전반적인 관리가 필요하다. 두피 팩을 한 다음에는 약욕으로 몸의 기혈 순환을 촉진하고 부스럼과 열독을 다스린다. 소염 작용과 피부 재생 능력이 있는 한방 팩으로 얼굴에 직접 팩을 해주는 것도 중요하다.

마지막으로 아로마 램프를 켜고 편안하게 휴식을 취하자. 스트레스는 아토피를 악화시키는 원인이 되기 때문이다.

1 차조기 두피 팩 (145p)

2 백굴채 목욕 (144p)

3 한방 약초팩 (143p)

단계별 이용 방법

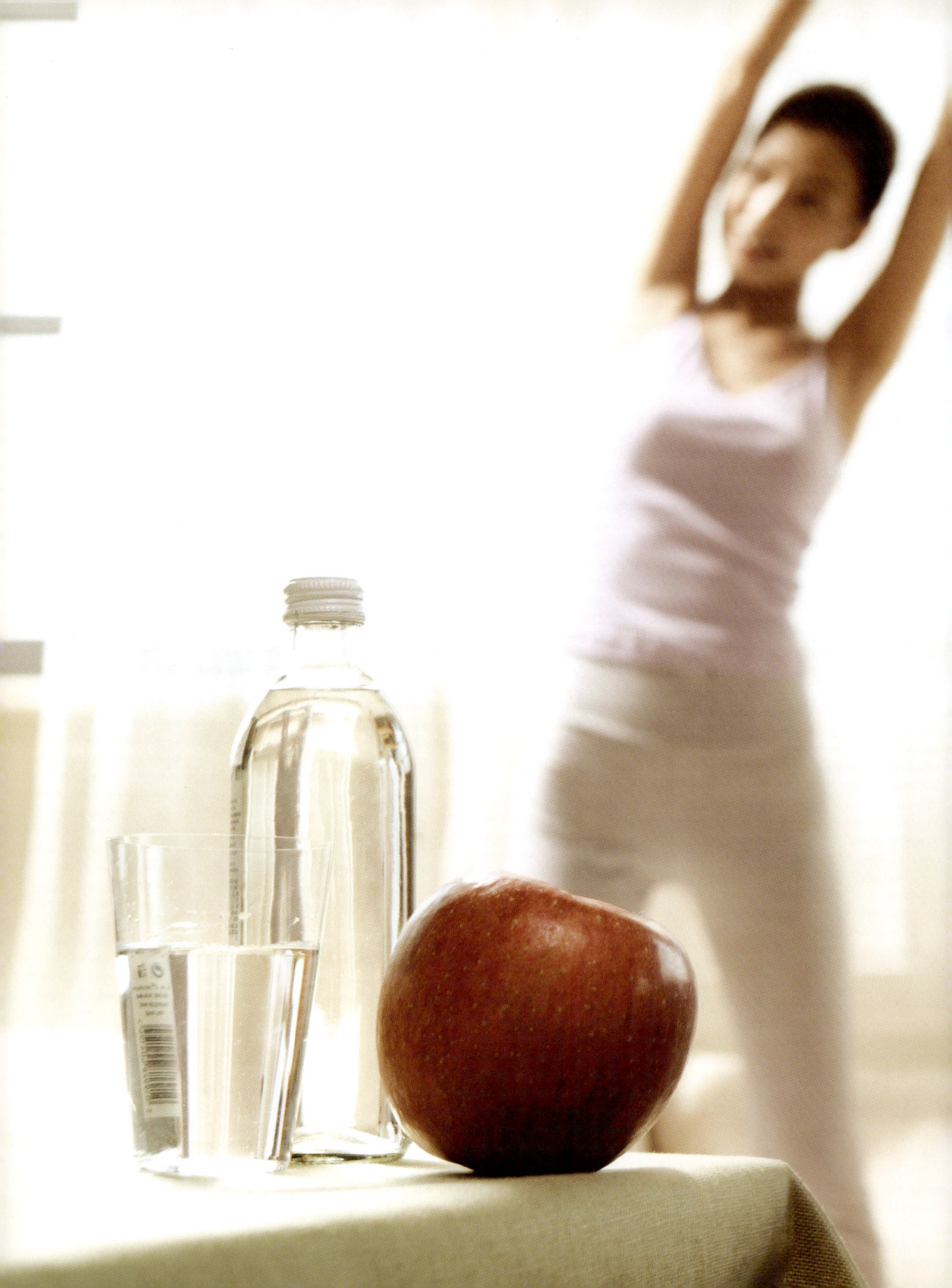

PART 4

아름다운 피부를 위한 뷰티 라이프

피부는 하루아침에 좋아지지 않는다. 한방차, 요가, 뷰티 푸드 등
생활 속에서 피부가 좋아질 수 있는 방법들을 알아보고 실천해보자.

피부여, 날마다 꽃처럼 피어나라

좋은 피부를 만드는 5가지 습관

엄마가 지나치게 보호하면 아이는 점점 허약해진다. 피부도 마찬가지이다. 매일 아침저녁으로 이중 세안을 하고, 하루가 멀다 하고 딥클렌징을 하며, 비싼 에센스와 영양 크림을 아낌없이 듬뿍듬뿍 바른다고 해서 피부가 좋아질까? 들인 시간과 노력과 돈이 아깝지 않을 정도로 아름다운 피부 미인이 될까? 안타깝게도 대답은 '아니오'이다. 피부는 점점 더 연약해져 스스로 할 수 있는 게 아무것도 없게 된다.

제아무리 피부가 좋은 사람도 밤을 새면 얼굴이 푸석푸석해지고, 생리 때가 되면 뾰루지도 한두 개 올라온다. 그러나 충분히 휴식을 취하면 특별한 조치를 취하지 않아도 언제 그랬느냐는 듯 곧 말갛고 윤기 나는 피부가 된다. 일반인에 비해 피부 자생력이 월등하게 좋기 때문이다. 피부 자생력을 키우는 것, 그것이 건강하고 아름다운 피부를 만드는 방법이라고 할 수 있다. 그렇다면 피부 자생력을 키우려면 평상시 어떻게 생활해야 할까?

첫째, 장을 깨끗하게 한다

옛말에 장청뇌청(腸淸腦淸)이라는 말이 있다. 장이 깨끗해야 머리가 맑아진다는 뜻이다.

나는 이 말을 '장이 깨끗해야 얼굴이 깨끗하다'라는 뜻의 장청면청(腸淸面淸)으로 바꾸고 싶다. 그만큼 깨끗한 장은 깨끗한 피부와 밀접한 관계가 있다.

우선 변비를 없애야 한다. 변비는 장 속의 그을음과 같은 존재로 독소를 만들고, 이 독소가 혈액을 타고 몸의 각 장기에 흘러들어가면서 각종 증상을 야기하기 때문이다. 변비로 고생하는 여성 대부분이 생리 불순, 여드름, 냉증, 기미, 주근깨뿐만 아니라 피부가 거칠고 화장이 잘 안 받는다고 하소연한다. 따라서 변비를 없애고 장을 튼튼하게 하는 것은 아름다운 피부를 위한 필수 요소라고 할 수 있다.

장을 튼튼하게 하기 위해서는 건강한 식습관과 규칙적인 운동이 중요하다. 잡곡과 해조류, 채소류에 많이 들어 있는 섬유질은 인체의 훌륭한 청소부로 체내의 노폐물과 독소 물질을 흡착해 배설시키므로 평소 충분히 섭취하도록 노력해야 한다. 많이 걷고 많이 움직이는 것은 장을 튼튼하게 하는 효과가 있다. 또한 샤워를 할 때 가볍게 원을 그리며 장 마사지를 해주면 장 운동이 촉진되어 피부도 건강해진다.

둘째, 잠을 충분히 잔다

잠을 제대로 못 잔 날은 영락없이 얼굴이 푸석푸석하고 화장도 잘 안 먹을뿐더러 다크서클도 깊어진다. 반면 푹 자고 일어난 아침엔 세수를 할 때부터 피부 탄력이 다르다. '미인은 잠꾸러기'라는 말은 하나 마나 한 우스개가 아니라 의학적으로도 근거가 있는 말이다.

피부 미용에서 중요하게 손꼽는 호르몬 중에 멜라토닌이라는 것이 있다. 멜라토닌이 적절하게 분비되면 나쁜 바이러스나 병원균에 대한 저항력이 높아지고 인체 바이오리듬이 적절하게 조정되며, 스트레스 해소뿐 아니라 세포 활성화도 원활하게 이루어진다. 이렇게 되면 피부도 자연히 부드럽고 매끄러워진다. 그런데 문제는 멜라토닌은 충분한 수면을 취할 때 생산되어 분비된다는 점이다. 따라서 윤기 나는 매끄러운 피부를 위해서는 잠을 잘 자야 한다. 잠을 자며 휴식을 취하는 동안 모든 생리 기능이 조절되어 피부가 깨끗해진다.

셋째, 피부가 숨을 쉴 수 있도록 한다

사람은 몸에 필요한 산소 중 30%를 피부 호흡을 통해 얻는다. 또한 피부는 각종 노폐물을 땀으로 배출시켜 혈액을 맑게 하고, 땀 외에도 보이지 않는 수분을 매일 피부를 통해 내보낸다. 그런데 모공에 때가 잔뜩 끼어 있고 묵은 각질이 피부를 덮고 있으며, 설상가상으로 메이크업까지 두껍게 했다면 어떻겠는가? 피부는 '살려달라'고 아우성을 칠 것이다. 더럽혀진 피부를 위한 정화, 즉 클렌징이 중요한 이유이다.

인체의 환기 시스템이자 자체 정화조라고 할 수 있는 모공이 숨을 쉴 수 있도록 깨끗하게 청소를 해주어야 한다. 노폐물 배출이 원활해지면 자연히 피부는 건강해진다. 화장을 안 할 수는 없지만 가급적 파운데이션이나 컨실러 등의 색조 화장은 연하게 하는 것이 좋다. 아무리 클렌징을 깨끗하게 한다고 해도 화장을 한 상태로 장시간 활동하면 자칫 모공이 막혀 피부 트러블이 생길 수 있기 때문이다.

넷째, 물을 충분히 마신다

막 딴 과일을 보면 윤기가 나고 탱글탱글 탄력이 넘친다. 그런데 시간이 지나면 과일 표면이 주글주글해지고 윤기도 없어진다. 수분이 빠져나갔기 때문이다. 피부도 마찬가지이다. 싱싱하고 탄력 있는 피부는 세포가 지닌 수분의 양으로 결정된다.

하루에 이상적인 체내 수분 공급량은 2ℓ 안팎이다. 소화 기능을 떨어뜨릴 수 있으므로 식전과 식후를 피해 물을 마신다면 거의 1시간마다 마셔야 한다. 의식적으로 물을 많이 마시려고 노력하다 포기하게 되는 이유 중 하나는 화장실에 너무 자주 가게 되기 때문이다. 그런데 이것도 1~2주일 지나면 몸이 수분 공급량에 적응되어 화장실 가는 횟수가 정상적으로 돌아오게 된다. 조금만 인내심을 갖고 노력해보자.

피부에 직접 수분을 공급하는 것도 중요하다. 피부가 건조하다고 느껴질 때면 수분 팩이나 스팀 타월 마사지, 혹은 화장솜에 스킨을 듬뿍 발라 얼굴 위에 잠시 올려놓는 것도 효과가 있다. 피부가 목말라하는 증상을 보이면 이미 그때는 늦은 것이다. 미리미리 물과 친해지는 습관을 들이자.

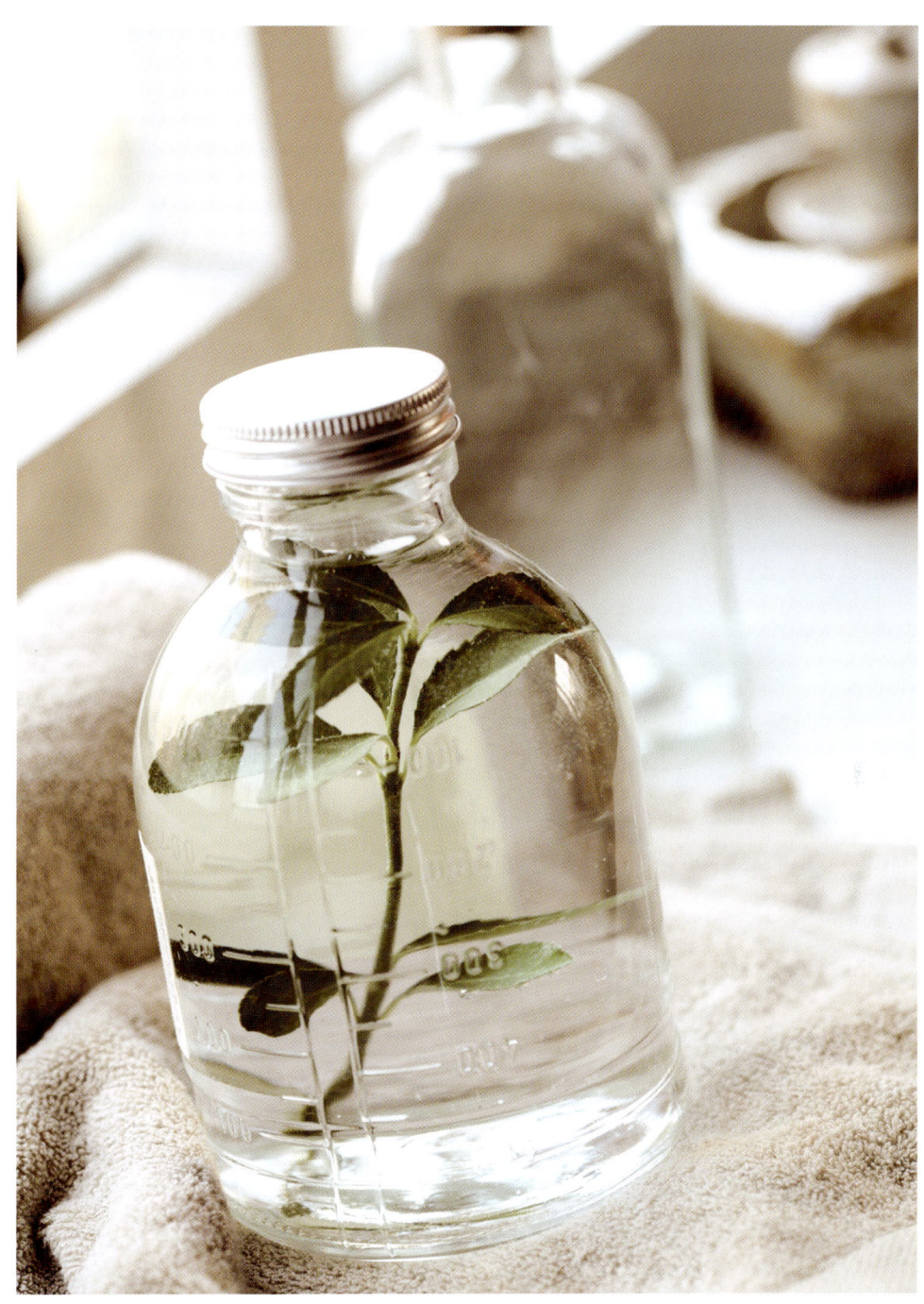

PART 4 아름다운 피부를 위한 뷰티 라이프 155

다섯째, 자궁을 따뜻하게 한다

자궁은 여성에게 '제2의 심장'으로 불리는 중요한 기관으로 자궁 기능이 좋지 않으면 여러 가지 자각 증상이 나타난다. 없던 생리통이 생기면서 골반 내의 혈관이 압박되어 허리 통증과 더불어 배변 횟수가 증가하거나 소변이 시원치 않고 소변색이 탁해지는 경향이 있다. 이와 더불어 피부 톤이 칙칙해지고 기미가 생기며 화장도 잘 안 받는다.

자궁 기능을 잘 유지하기 위해서는 자궁을 따뜻하게 하는 것이 중요하다. 평소 자궁 문제를 호소하는 여성 환자 대부분은 육류와 밀가루를 지나치게 즐기는 식습관을 보이는데, 육류와 밀가루는 모두 장을 처지게 하는 장하수(腸下垂)를 유발한다. 이는 아랫배에 냉기가 고이는 원인이 된다. 평소 기혈 순환을 돕는 적당한 운동과 음식 섭취, 그리고 몸을 따뜻하게 하는 생활습관을 갖도록 노력하자.

피부를 망치는 7가지 습관

귤껍질 같은 피부를 달걀 껍질처럼 매끄럽게 만들 수 있는 노하우를 알려준들 그것을 실천하지 않는다면 무슨 소용이 있겠는가. 투자하지 않고 노력하지 않으면 아름다워질 수 없다. 물론 뽀얗고 하얀 피부를 타고난다면 더할 나위 없이 좋겠지만, 그나마 다행인 것은 후천적 노력으로도 얼마든지 뽀얀 피부를 가질 수 있다는 것이 아닐까?

피부에 좋다는 것을 하기 전, 먼저 체크할 것은 피부를 상하게 만드는 나쁜 습관을 갖고 있지는 않은지 파악하는 것이다. '하지 않는 것'만으로도 피부는 변화하기 시작한다.

술 술은 피부의 적이다. 혈관을 확장시켜 안면 홍조를 일으키고 모세혈관의 수분 손실을 증가시켜 피부를 건조하게 만든다. 또한 술을 마시면 간이 알코올을 분해하느라 몸속의 다른 독성 물질을 해독할 여력이 없어지고, 피지 분비량이 늘어 뾰루지 등의 피부 트러블이 발생할 수 있다.

담배   니코틴은 피부에 영양분을 공급하는 혈관을 축소시켜 혈색을 창백하게 하고 피부를 건조하게 만든다. 특히 흡연자가 주름이 생길 확률은 비흡연자의 3배라는 연구 결과가 말해주듯 흡연은 피부 노화에 큰 영향을 미친다.

각질 염려증   오래된 각질은 제거해야 하지만 지나치게 없애면 피부에 손상을 준다. 각질 제거를 위한 딥클렌징은 건성 피부는 1주일에 한 번, 지성 피부는 1주일에 2~3번을 넘지 않도록 한다. 또 때수건으로 얼굴을 미는 행위와 잦은 사우나는 삼간다.

자외선   지나친 자외선 노출은 기미와 잡티 등 피부 트러블과 피부 노화를 일으키는 원인이 되므로 가급적 피하는 게 좋다. 귀찮더라도 자외선 차단제는 기능성 화장품이 아닌 기초 화장품이라고 생각하고 항상 잊지 말고 바르자. 자외선은 유리를 통과하므로 실내에 있다고 안심해선 안 된다.

커피와 초콜릿   그리고 케이크, 콜라, 패스트푸드 등이 모두 피부 노화를 앞당기고 여드름을 유발하는 것으로 의심받고 있는 식품이다. 특히 아토피가 있는 사람은 커피와 초콜릿을 먹지 않는 게 좋다.

주름 만드는 습관   지나치게 웃음을 짓거나 눈을 비비는 사소한 습관이 눈가의 잔주름을 만드는 요인이 된다. 또 높은 베개를 사용하거나 옆으로 누워 자는 습관은 목 주름과 얼굴 주름을 만들 수 있다. 적당한 베개를 베고 똑바로 누워 자는 습관을 들이도록 하자.

과도한 난방과 냉방   더운 여름에 에어컨을 지나치게 가동하면 대기가 건조해져 피부도 건조해진다. 겨울에 난방을 지나치게 해도 마찬가지 결과가 나타난다. 따라서 실내외 온도가 심하게 차이 나지 않도록 잘 조절하자. 실내가 건조하다 싶으면 워터 스프레이 등을 피부에 직접 뿌리는 것도 도움이 된다.

백만 불짜리 피부 만드는 기초 손질법

피부는 기초 공사가 중요하다

아무리 비싼 에센스를 발라도 피부가 제대로 흡수하지 못한다면 무슨 소용이 있겠는가? 질 좋은 명품 화장품도, 최신 유행 립스틱도 일단 피부가 건강하고 볼 일이다.

건강한 피부를 되찾고 유지하기 위해서는 기초 피부 관리가 매우 중요하다. 올바른 손질법이 피부를 아름답게 만드는 기본적인 노하우라는 것을 잊지 말자.

클렌징 피부 관리의 기본은 세안이고 세안의 기본은 이중 세안이다. 이중 세안은 클렌징 크림이나 로션, 오일, 젤 등의 제품을 이용해 메이크업과 피부 노폐물을 닦아낸 후, 클렌징 폼으로 다시 한 번 물 세안을 하는 것이다. 지성 피부는 젤 타입이나 로션 타입의 클렌징을, 건성 피부나 예민한 피부는 오일 타입이나 크림 타입을 선택해 클렌징을 하는 게 좋다. 꼼꼼히 닦아내기 위해 피부를 오래 문지르는 것은 좋지 않다. 모공에서 빠져나온 노폐물이 다시 피부를 자극할 수 있기 때문이다. 클렌징은 1분을 넘지 않도록 하자.

물 세안 얇은 보호막으로 이루어진 피부는 온도에 민감하기 때문에 세안을 할 때에는 물 온도가 매우 중요하다. 찬물로 세안을 하면 혈관과 모공이 수축되어 피부에 탄력을 줄 수 있으나 모공 속 피지와 노폐물은 잘 빠져나오지 못한다. 반면 뜨거운 물은 모공이 넓어지면서 피지도 잘 녹아나와 세정 효과가 크지만 피지가 과도하게 제거돼 피부가 건조해지기 쉽다. 또한 뜨거운 물로 오래 세안을 하면 모세혈관이 확장되어 안면 홍조가 생길 수도 있다. 가장 좋은 세안법은 손을 깨끗하게 씻은 후 체온과 비슷하거나 그보다 약간 낮은 온도의 물로 얼굴을 적신 후 클렌징 폼으로 꼼꼼히 세안하는 것이다. 그리고 마지막 헹굼 단계에서 차가운 물로 얼굴을 두드려주듯 다시 한 번 세안하면서 열려 있는 모공을 조여준다. 피부가 예민한 사람은 지나치게 찬 물이 자극이 될 수 있으므로 주의한다.

화장품 바르기 스킨은 세안을 한 다음 피부가 아직 촉촉할 때 화장솜에 적셔 안에서 바깥으로 닦아내듯 바른다. 클렌징 잔여물을 닦아내고 피부 밸런스를 맞춰주는 효과가 있다. 단, 눈가에는 건조해져 주름이 생길 수 있으므로 바르지 않도록 한다.

로션을 바를 때는 피아노를 치듯 얼굴을 가볍게 두드리면서 바르자. 피부 혈행이 좋아져 얼굴빛이 밝아지고 탄력이 생긴다. 지성 피부는 로션을 바르면 번들거림이 심해지기도 하므로 바로 수분 공급 에센스나 피지 조절 에센스를 발라도 상관없다. 고농축 에센스나 영양 크림은 피부가 따뜻할수록 흡수율이 높아진다. 손바닥을 비벼 열을 낸 후 얼굴을 잠시 감싼 다음 바르면 효과적이다. 그런 다음 다시 손바닥으로 얼굴을 감싸거나 손가락으로 두드려준다. 볼, 턱, 코, 이마, 눈, 목 순서로 바르는 것이 좋다. 모든 화장품은 아래에서 위로 가볍게 쓸어올리듯 발라야 한다.

팩 하기 팩을 하기 전에 딥클렌징이나 스크럽으로 각질을 제거해주는 것이 좋다. 그래야 팩 성분이 피부 속 깊이 스며들 수 있다. 딥클렌징이나 스크럽을 하기 전에 스팀 타월을 해준다면 각질 제거를 하면서 생길 수 있는 자극을 줄일 수 있다. 세안을 하고 스킨으로 피부결을 정돈해준 후 팩제를 바른다. 팩제를 바르기 전 고농축 앰플이나 에센스를 발라주면 흡수율이 더욱 높아진다. 거즈를 물에 적셔 꼭 짠 후 얼굴에 덮은 다음 팩제를 바르면 바르거나 떼어낼 때의 자극을 한결 완화해준다.

피부 미인은 생활환경부터 다르다

내 피부에 맞는 생활환경 만들기

피부의 자생력과 인체의 자연 치유력이 충분히 발휘될 수 있도록 하는 것은 아름다운 피부를 갖기 위한 첫 번째 관문이다. 그러기 위해서는 아우터 케어만으로는 부족하다. 몸이 차가운 사람은 몸속부터 따뜻하게 만들고, 몸이 뜨거운 사람은 몸속부터 열기를 내리도록 노력해야 한다. 몸속이 좋아지면 몸 표면인 피부는 저절로 좋아질 수밖에 없다. 일단 생활습관부터 바로잡아야 한다. 자신의 피부 체질에 맞는 환경을 갖기 위한 노력이 필요하다. 그러나 일시적으로 좋아졌다고 해서 이전의 잘못된 생활로 돌아간다면 그동안의 노력이 허사가 될 것이다. 아름다워지기 위해서는 자신에게 맞는 생활환경을 꾸준히 지켜나가는 것이 중요하다.

냉체질 피부에 맞는 생활환경

올빼미족은 냉체질에게 맞지 않는다. 태양이 있는 낮 시간에 활발히 움직이고 태양이 없는 밤 시간에는 충분히 휴식을 취하는 생활 패턴을 유지해야 한다. 밤을 새거나 과로해서 피곤하면 기운이 떨어지는 것 역시 몸이 차가워졌기 때문이다. 냉체질은 혈액 순

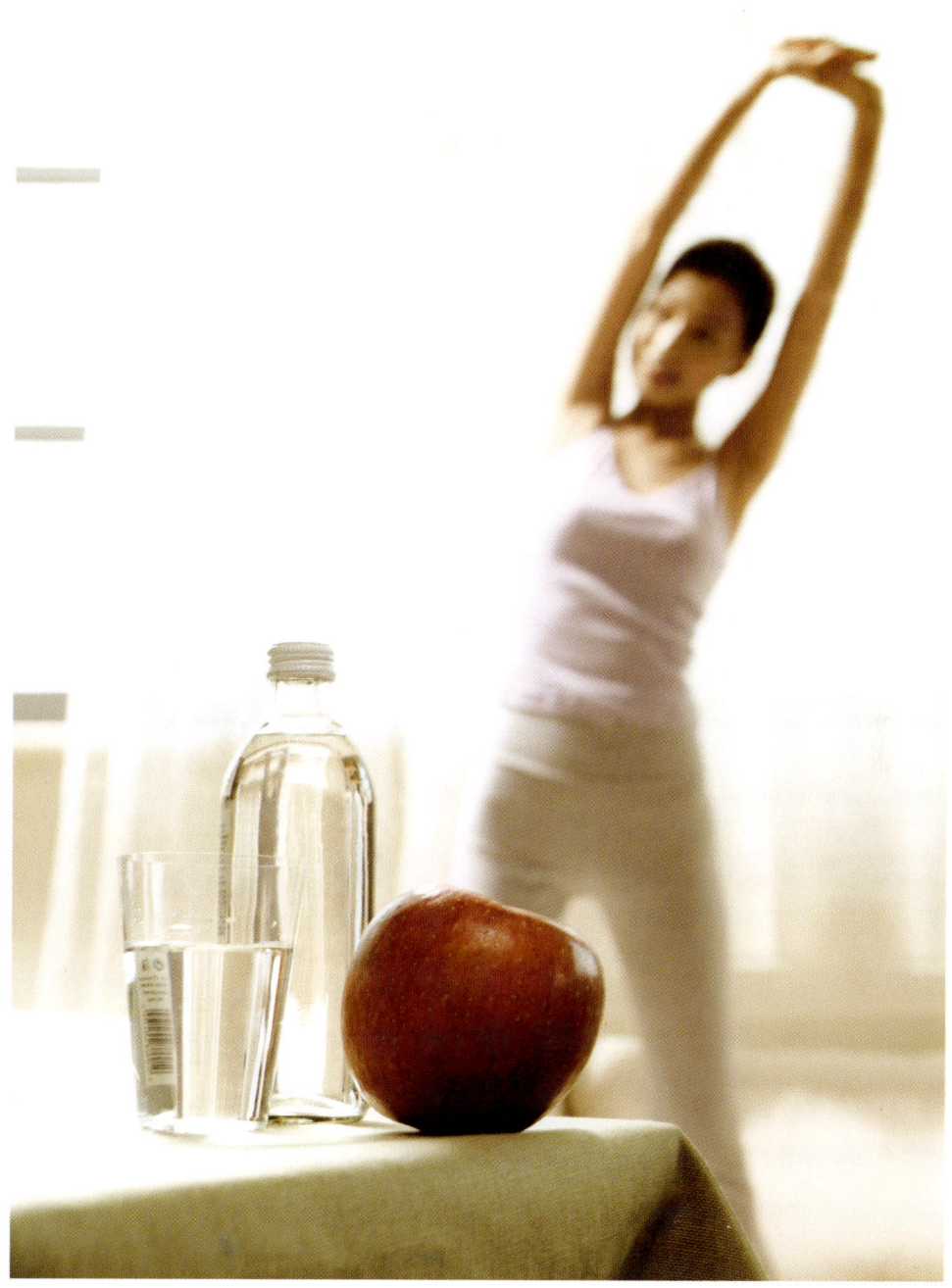

PART 4 아름다운 피부를 위한 뷰티 라이프 161

환 이상으로 몸 구석구석까지 피가 원활하게 돌지 않는 것이 주된 원인이다. 따라서 혈액 순환을 촉진시킬 수 있도록 반신욕, 족욕 등을 꾸준히 해주는 것이 좋다. 냉체질은 여름에도 직접적으로 에어컨 바람을 쐬지 않도록 조심해야 한다. 에어컨이 있는 실내에서 장시간 일해야 한다면 맨살에 에어컨 바람을 쐬지 않도록 긴소매 상의를 입자. 여름에는 하체, 특히 발의 냉기가 심해질 수 있다. 한여름의 뜨거운 태양의 기운은 상체를 더욱 뜨겁게 만들어 하체의 냉기를 가중시키는 원인이 되기 때문이다. 겨울에는 손발 냉증이 더욱 심해진다. 집 안에서도 반드시 긴 바지의 실내복을 입고 두꺼운 양말을 챙겨 신어야 한다. 그래도 발이 차가워서 잠들기 힘든 정도라면 종아리와 발바닥에 주머니 난로를 붙여보자. 특히 차갑게 느껴지는 부위에 시간이 날 때마다 온찜질을 해주면 하반신 전체의 혈액 순환이 좋아지고 몸이 따뜻해지는 효과가 있다.

    냉체질은 과식을 하지 않도록 주의해야 한다. 과식은 몸을 차갑게 만든다. 체한 사람의 손과 발을 만져보면 아주 차갑다. 소화 불능 상태가 되면 체내의 순환이 마비되기 때문에 손발이 얼음장처럼 차가워지는 것이다. 냉체질은 기본적으로 소화 기능이 약한데 여기에 과식까지 하게 되면 손과 발, 배까지 급속하게 차가워진다. 항상 일정한 양을 먹도록 노력하고, 특히 스트레스로 인한 과식이나 폭식을 하지 않도록 주의하자.

열체질 피부에 맞는 생활환경

열체질은 기본적으로 약간 서늘한 기운이 느껴지도록 생활하는 것이 좋다. 겨울에도 지나친 난방은 자제하고, 따뜻한 물로 샤워를 했다고 해도 마지막은 반드시 찬물로 헹구어주어야 한다. 열체질이라고 해도 아랫배는 따뜻하게 해주어야 한다. 여성의 질병은 자궁이 차가워지는 것에서 시작된다고 해도 과언이 아니기 때문이다. 열체질은 태양을 피해 밤이나 새벽 시간에 활동하는 것이 좋다. 밤이 되면 머릿속이 또렷해지고 활동력이 솟는 것도 열체질이다. 운동도 새벽 운동을 하는 것이 좋다. 낮에 운동을 하게 되면 열기가 가중된다. 해가 떨어진 저녁에 운동을 해도 되지만, 저녁 운동은 몸을 긴장시켜 불면증의 원인이 될 수 있으므로 피하는 것이 좋다. 열체질은 입맛이 좋고 소화력도 왕성해 비만이 될 소지가 높다. 일반적으로 자신의 신장에서 100을 빼고 여기에 0.9를 곱한 것이 적절한 몸무게이다. 여기에 10% 정도 더하거나 빼더라도 건강에는 별 무리가 없다고 본다. 자신의 체중 변화에 항상 주의하고 비만이 되지 않도록 몸무게 관리를 해주어야 한다. 열체질은 성격이 급해서 음식 또한 빨리 먹는 경향이 있다. 이것은 폭식과 과식을 유발할 수 있으므로 조금씩 천천히 오래 씹어 먹는 습관을 들이는 것이 필요하다.

열체질은 몸속의 열기가 수분을 말려 변비를 일으킬 수 있다. 따라서 변비로 인한 트러블이 많다. 아침에 일어나 차가운 생수 한 잔을 마시는 것을 생활화하고, 육식보다는 채소와 과일 위주의 식생활을 해서 평소 변비를 예방하는 생활을 습관화해야 한다. 아침마다 식전이나 식후 규칙적으로 화장실에 가도록 노력해야 변비로 인한 여러 가지 증상을 막을 수 있다.

냉 체 질	열 체 질
• 새벽 운동보다는 늦은 오후에 운동을 하는 게 좋다.	• 낮 운동보다는 새벽 운동이 좋다.
• 하반신 운동을 통해 하체에 몰려 있는 냉기를 없앤다.	• 낮잠은 오히려 몸을 무겁게 하므로 피한다.
• 냉수를 피하고 따뜻한 차를 주로 마신다.	• 아침에 일어나 차가운 생수 한 잔을 마신다.
• 생채소보다는 삶거나 찐 채소를 먹는다.	• 짜지 않게 먹는다.
• 휴가는 강이나 바다보다 들판이나 산으로 가는 게 좋다.	• 과음, 과식, 폭식을 하지 않는다.
• 가능한 한 일찍 잠자리에 든다.	• 차분한 운동보다는 격렬한 운동을 한다.
• 해가 있을 때 활동력이 왕성해지므로 해 뜨는 시간에 맞춰 잠자리에서 일어난다.	• 휴가는 들판이나 산보다는 강이나 바다를 찾는다.
• 가벼운 낮잠으로 피로를 푼다.	• 가능한 한 해 뜨기 전에 일찍 일어난다.
• 스트레스를 받지 않도록 노력한다.	• 음의 기운이 강한 밤 시간을 잘 활용한다.
• 소심한 마음을 다스린다.	• 성급한 마음을 다스린다.

예뻐지는 음식, 뷰티 푸드를 먹자

피부가 좋아하는 음식은 따로 있다

흔히 먹고 싶은 음식이 곧 몸이 원하는 음식이라는 말을 한다. 그러나 이는 몸이 건강할 때 해당되는 사항이다. 몸이 건강할 때는 체질에 맞지 않는 음식을 먹었을 때 거부 반응이 뚜렷하게 나타난다. 어떤 음식을 먹었더니 소화가 잘 안 된다거나 변비나 설사가 생기고 피부에 문제가 있다는 것은 스스로 자기 몸을 지키려는 내부의 힘이 강하다는 것이다. 그러나 몸이 약해지면 이런 거부 반응도 약해져서 체질에 맞지 않는 음식을 먹어도 별 탈 없이 지나간다. 사실 이게 더 위험하다. 자기도 모르는 사이에 서서히 독소가 몸 속에 쌓이기 때문이다.

입맛에 맞는 음식이 아닌 체질에 맞는 음식을 찾아 먹어야 몸이 건강해진다. 음식은 몸을 만드는 기본 재료이다. 한 끼의 식사가 내 몸과 피부를 만든다는 사실을 기억하자.

몸을 따뜻하게 만드는 음식

냉체질이 몸을 차갑게 하는 음식을 지나치게 많이 먹으면 냉기가 쌓여 혈액의 흐름이 제대로 이루어지지 못한다. 혈액 속에 쌓인 노폐물로 인해 어혈이 생기고 피부가 거칠어지며 온갖 질병에 걸리게 된다. 평상시에 몸을 따뜻하게 하는 음식을 가려 먹어 혈액의 흐름을 좋게 하면 어혈을 개선하는 것과 동시에 피부까지 아름다워지는 효과를 기대할 수 있다.

음식에 조미료와 향신료를 넣어 열성 자극을 주는 것도 방법이다. 고추, 마늘, 양파, 파, 후추, 계피, 생강처럼 매운 맛과 향이 나는 조미료와 향신료는 그 성질도 뜨겁다. 따라서 차가운 성질의 음식을 먹고 싶다면 이런 조미료와 향신료를 많이 넣으면 된다. 재료의 차가운 기운을 중화시켜 평이한 성질을 갖도록 도와준다. 냉체질은 기본적으로 소화 기능이 많이 떨어져 있는 사람이 많은데, 음식에 약간의 자극적인 조미료와 향신료를 넣으면 위장 기능을 촉진시켜 소화력을 도울 수 있다.

보양식이라고 불리는 것은 대체로 몸을 따뜻하게 하는 종류이다. 예를 들어 삼계탕, 옻닭, 장어, 추어탕, 인삼, 로열젤리 등이 그렇다. 냉체질은 몸속의 따뜻한 기운이 모두 빠져나가 기력이 가라앉은 상태이다. 따라서 기운을 돋운다고 알려져 있는 보양식은 대체로 냉체질에게 맞는 음식이 많은 것이다.

냉체질은 특히 채소를 먹는 것에 주의를 기울여야 한다. 생채소는 몸속의 냉기를 가중시키는 역할을 한다. 따라서 채소는 삶거나 데쳐서 먹는 것이 좋다. 수분이 별로 없는 딱딱한 음식, 북쪽 지방의 과일, 따뜻한 색깔의 식품, 뿌리채소류, 매콤한 향신료 등도 몸을 따뜻하게 만들어주는 것들이다.

몸속 열기를 내려주는 음식

열체질은 위로 올라오는 열기를 가라앉혀줄 시원한 식품, 즉 음성 식품을 먹어야 건강하다. 수분이 많은 음식, 남쪽 지방의 과일, 차가운 색깔의 식품, 잎채소류 등이 몸의 열기를 식혀준다. 특히 체질적으로 열체질에게는 여름에 나는 과일과 해산물이 이롭다.

육류는 돼지고기를 제외하고는 대체로 열성 식품으로 육식보다는 채식을 하는 것이 건강에 도움이 된다. 또한 열체질은 싱겁고 담백하게 먹어야 몸속 열기가 가중되지 않아 열기로 인해 발생하는 여러 가지 증상을 막을 수 있다.

몸에서 열이 나면 찬 음식이나 음료를 찾게 된다. 몸이 스스로 자기에게 부족한 기운을 보충하려는 현상이다. 열체질은 자연스럽게 몸속의 열기를 식혀주는 시원하고 차가운 음식을 좋아하는 성향이 있다. 차가운 음료와 물이 좋지 않다고 상온에 보관해서 마시는 경우가 있는데 열체질은 오히려 미지근한 물을 답답해한다. 그리고 한겨울에 찬 음식을 먹어도 별 탈이 없는 게 열체질이다. 보온병보다는 냉장고와 친하게 지내는 것

	냉체질에 좋은 음식	열체질에 좋은 음식
곡물	율무, 찹쌀, 멥쌀, 현미 수수, 조, 흑미	보리, 밀가루, 콩, 메밀
채소	부추, 파, 무순, 쑥갓, 고춧잎 브로콜리, 고추	오이, 배추, 호박, 고구마 알로에
과일	사과, 포도, 버찌, 토마토 복숭아, 호두, 은행	배, 바나나, 포도, 감 참외, 사과, 수박, 모과
조미료	소금, 된장, 간장, 마늘, 후추, 생강 고추장, 천일염, 겨자, 카레	올리브 오일, 참깨
술	청주, 와인, 매실주, 위스키	맥주, 와인
육류	쇠고기, 우유, 유제품, 미꾸라지 장어, 가물치, 잉어, 닭, 오리, 달걀	고등어, 꽁치, 돼지고기 오징어, 낙지, 조개
기타	인삼, 녹용, 당귀, 황기, 익모초 꿀, 로열젤리	커피
피해야 할 음식	보리밥, 밀가루 음식, 오징어, 돼지고기 참외, 커피, 맥주, 오이, 알로에 등	찹쌀, 감자, 쇠고기, 닭, 오리 녹용, 소주, 인삼, 유제품 등

이 열체질 건강에는 도움이 된다.

열이 많으면 수분이 쉽게 증발한다. 따라서 열체질은 입, 코, 눈이 건조하고 심하면 두피가 건조해져 탈모도 일어난다. 규칙적으로 물을 자주 마셔주는 게 중요하다. 열체질은 대체로 기운이 왕성하기 때문에 신진대사도 활발하다. 이때 필요한 양의 물이 충분히 공급돼야 부하가 안 걸리고 신진대사가 원활히 진행된다. 열이 많은 사람은 냉장고에 보관한 물을 마시는 것이 좋은데, 냉장고에서 꺼내 바로 마시지 말고 냉기가 살짝 가시게 1~2분 정도 상온에 둔 다음 마신다.

아무리 열체질이라고 해도 한꺼번에 차가운 물을 너무 많이 마시면 위장에 부담이 되어 좋지 않다. 과한 것은 부족하느니만 못하다. 과유불급을 기억하자.

매일 마시는 한방차가 피부를 바꾼다

커피 대신 국화차를 마시자

좋은 피부를 위해 생활 속에서 쉽게 실천할 수 있는 것 중 하나가 바로 한방차 마시기이다. 사무실이나 커피숍에서 아무 생각 없이 타 마시거나 주문하던 커피를 한방차로 바꾸어보는 것은 어떨까? 혹은 늘 마시던 생수 대신 자신의 체질에 맞는 한방차를 엷게 마셔보는 것은? 피부를 위해 한방차를 마시는 것은 대단히 복잡한 과정을 따라야 하거나 크게 불편함을 감수해야 할 일은 아니다. 그러나 그 효과는 투자 이상이다.

피부가 안 좋아지는 것은 대부분 혈액 순환이 안 돼서, 노폐물이 쌓여서, 장 기능이 약해서, 자궁이 차가워서 등 몸속 불균형이 원인이다. 따라서 자신에게 맞는 한방차를 꾸준히 마시면 장기의 균형과 부족한 부분을 보충해서 피부를 건강하고 윤기 있게 바꿔준다. 단, 식전이나 식후에 마시는 수분은 혈당치를 높여 지방 분해를 방해하고, 위액을 희석해서 소화 기능을 떨어뜨리므로, 될 수 있으면 공복에 마시는 것이 좋다.

몸이 차가운 사람이 수시로 따뜻한 차를 마시면 몸속의 냉기를 다스릴 수 있다. 변비가 있는 사람은 흔히 아침에 일어나서 차가운 냉수를 마신다. 그러나 냉체질에게는 약이 아니라 독이 될 수 있다. 변비가 걱정된다면 상온에 보관한 미지근한 물이나 차를 마시는 것이 좋다.

몸에 열이 많은 사람은 기본적으로 수분을 충분히 섭취해주어야 한다. 체질에 맞는

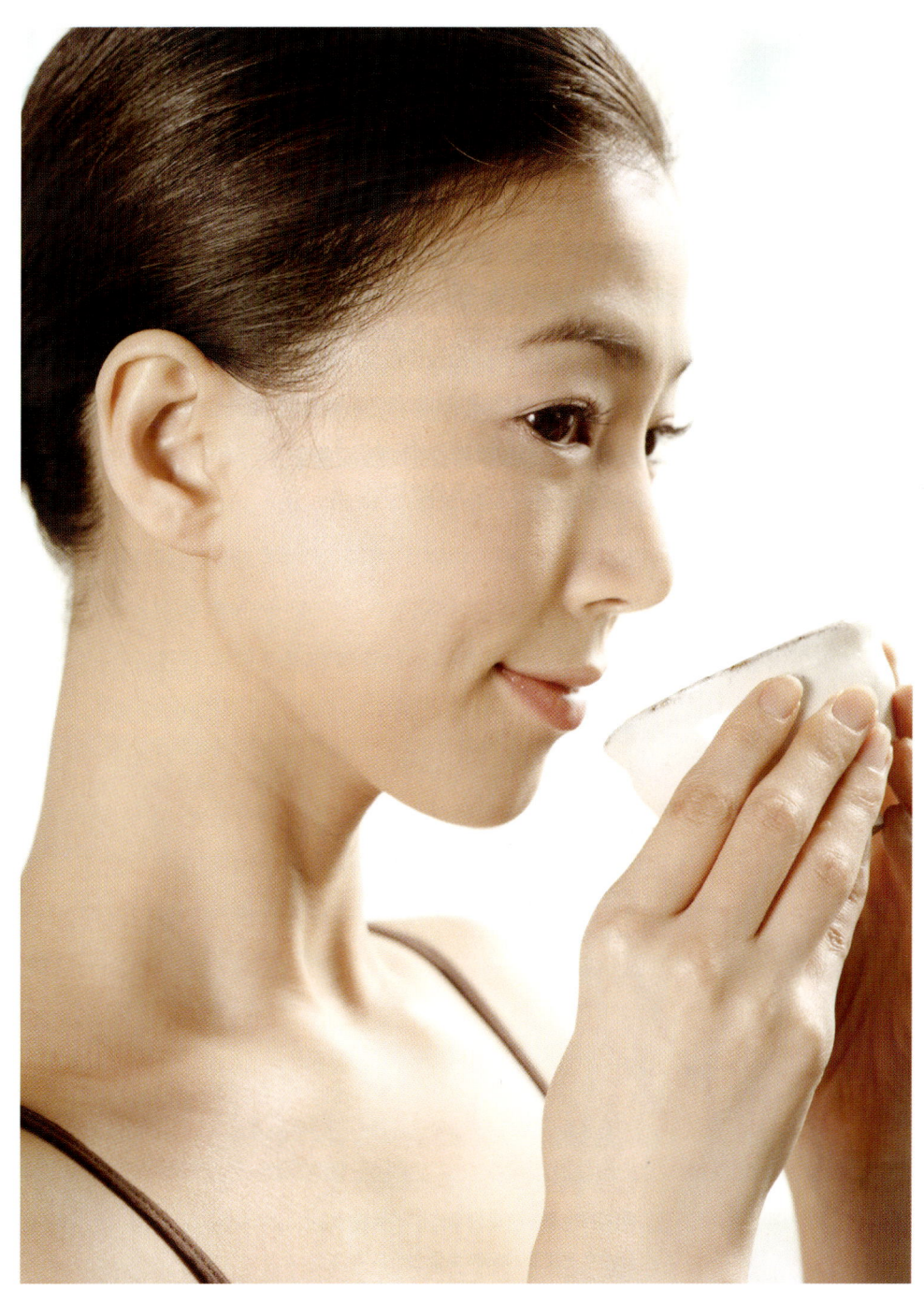

PART 4 아름다운 피부를 위한 뷰티 라이프

한방차를 옅게 만들어 냉장고에 보관하고 물처럼 수시로 마시면 몸속 열기가 조절되는 효과를 얻을 수 있다.

냉체질 피부에 좋은 한방차

손발 찬 사람에게 좋은 국화차

국화는 혈액 순환을 좋게 하고 시력을 회복시켜주는 한방약으로 잘 알려져 있다. 손발이 차거나 산후 냉기가 있을 때도 국화차가 좋다. 기혈 순환을 좋게 하고 몸을 따뜻하게 해주며 스트레스 해소와 숙면을 돕는다. 국화차는 첫 잔은 버리고 두 번째 잔부터 1~2분 우려내어 마셔야 제대로 차 맛을 느낄 수 있다. 첫 잔은 쓴맛이 강하기 때문이다. 국화차는 다른 차와는 달리 여러 번 반복해서 우려내도 그 향이 끝까지 지속된다. 세 번째 우려냈을 때 그 맛과 향이 가장 좋다.

여성의 생식기에 좋은 쑥차

쑥은 냉체질 여성에게 좋은 대표적인 재료이다. 쑥물로 세수를 하거나, 입욕제나 좌훈에 사용하는 등 쓰임새가 많다. 생쑥이나 말린 쑥으로 음식을 해 먹어도 좋지만, 쑥차를 만들어 마시면 그 맛과 향이 훨씬 좋다. 팔팔 끓는 물을 붓고 1~2분 정도 우려낸 후 쑥을 건져낸다. 오래 두면 쓴맛이 배어나오기 때문이다.

소화 기능을 돕는 유자차

유자는 몸을 덥게 해주는 효과가 있어 일반적으로 감기에 걸렸을 때 유자차를 많이 마신다. 또한 위장의 나쁜 기운을 없애 소화를 촉진시키므로 소화 기능이 약한 냉체질에게 좋은 차이다. 유자는 껍질째 깨끗이 씻어서 물기를 없애고 껍질과 과육을 분리하여 껍질은 가늘게 채를 썬다. 밀폐 용기에 준비한 유자를 켜켜이 쌓고, 유자와 같은 분량의 황설탕을 뿌려 서늘한 곳에서 보관한다. 완성된 유자차를 뜨거운 물에 넉넉히 넣고 우려내 마신다. 유자차의 건더기까지 먹도록 하자.

냉기 제거 효과가 탁월한 생강차

생강은 향이 강하고 성질이 뜨거워 속의 냉기를 풀어주는 데 그만이다. 생강차는 여러 가지 재료와 맛과 향이 어울리기 때문에 다양한 방법으로 즐길 수 있다. 생강을 얇게 편 썰기해서 황설탕에 절인 후 뜨거운 물에 우려 마시거나, 생강 3쪽을 물 3컵에 1~2시간 끓여 물이 절반 정도 졸아들면 여기에 꿀을 타서 마신다. 신경을 안정시키는 작용이 있는 대추와 함께 끓여 대추생강차로 만들어도 좋다. 일본에서는 냉기를 제거하는 데 효과가 높다고 해서 생강홍차를 만들어 마신다. 생강을 강판에 갈아 즙을 내고 여기에 뜨거운 물과 홍차 티백을 넣어 우려낸 후 꿀을 넣어 마시는 방법이다.

피로 회복에 좋은 인삼차

인삼은 예로부터 몸을 따뜻하게 해주는 성질이 강한 한약재로 알려져 있다. 몸이 차고 추위를 잘 타며 피로감을 자주 느끼는 사람에게 인삼차만큼 약이 되는 차가 없다. 또한 겨울철 원기 부족으로 감기를 달고 사는 사람에게도 효과적이다. 단, 속열이 있어 얼굴이 벌겋게 자주 달아오르는 사람은 마시지 않는 것이 좋다. 인삼 3뿌리, 대추 3~4개, 물 4컵을 붓고, 물이 절반으로 졸아들 때까지 은근한 불에서 끓인 후, 체에 걸러 꿀을 넣어 공복에 따뜻하게 데워 마시면 된다. 너무 센 불에서 끓이면 인삼 성분이 제대로 우러나지 않으니 주의한다.

혈액 순환에 좋은 계피차

몸이 찬 냉체질의 혈액 순환에 특히 좋은 한방차이다. 계피는 몸을 따뜻하게 하는 효능이 있어 몸이 차고 기운이 약한 사람, 소화 기능이 약해 찬 것을 먹으면 설사를 하는 사람, 손발이 유난히 찬 사람에게 좋다. 계피 40g을 짧게 잘라 깨끗이 씻은 다음 물 2ℓ를 붓고 중간 불에서 끓이다가, 끓어오르면 불을 줄이고 20분 동안 은근히 달인다. 체에 거른 후 꿀을 넣어 마신다. 생강과 함께 끓여 마셔도 그 맛과 향이 잘 어울린다.

열체질 피부에 좋은 한방차

안면 홍조에 좋은 뽕잎차

뽕잎은 모든 풍과 열을 내려주고 두통이나 갈증에 좋다고 한다. 특히 안면 홍조와 열이 많은 체질에 효과가 있다. 열체질은 체질적으로 고혈압과 고지혈증 등 혈관계 질환에 걸릴 확률이 높은데 뽕잎은 혈압을 안정시켜주고 혈관 벽을 튼튼하게 하여 혈액의 흐름을 좋게 만든다. 뽕잎은 녹차와는 달리 카페인이 거의 없고 아무리 많이 마셔도 부작용이 거의 없다. 바삭하게 말린 뽕잎을 뜨거운 물에 넣고 달여 마시거나 가루로 만들어진 것을 뜨거운 물에 타서 마신다.

폭식형 비만에 좋은 칡차

칡차는 칡의 뿌리를 달여 만든다. 성질이 서늘해서 가슴의 열을 내리고 갈증을 멈추게 하는 효과가 있다. 따라서 찬물을 마시면 설사를 하는 냉체질은 복용해서는 안 된다. 칡은 땀으로 몸속 수분을 내보내 열을 내리는 작용이 있어서 여름철 냉방병에 걸렸을 때 마시기도 한다. 또한 몸에 뭉친 열을 풀어주기 때문에 스트레스로 인한 폭식형 비만에도 좋다. 얼굴이 쉽게 달아오르고, 갈증을 자주 느끼며, 폭식을 하는 경향이 있는 열체질에게 아주 좋은 차라고 할 수 있다.

눈의 열기를 내려주는 결명자차

결명자는 이름 그대로 눈을 맑게 하는 한방 재료이다. 눈에 열기가 올라와 눈이 충혈되고 아플 때 마시면 효과가 높다. 결명자는 성질이 차가워서 몸에 열이 많아 소변색이 붉고 변비가 있는 사람에게 이롭다. 따라서 설사를 자주 하는 냉체질이 많이 마시면 몸의 기운이 떨어져 어지럼증을 느낄 수 있다. 결명자를 물처럼 음용할 때는 옥수수나 보리 등과 함께 끓이는 것보다 결명자만 끓여 먹는 것이 효능을 더욱 살릴 수 있다. 꾸준히 마시면 열체질의 건강 유지에 큰 도움이 될 것이다.

내장의 열을 식혀주는 녹차

녹차는 찬 성질을 가지고 있어 몸의 열기를 내린다. 따라서 녹차는 속이 찬 상태보다는 속에서 열이 나거나 더위를 느낄 때, 식사 후에 소화가 잘 되지 않은 듯하면서 가슴이 답답할 때, 식후에 머리가 무겁고 띵할 때 마시면 좋다. 위로는 머리를 맑게 하고, 아래로는 소화를 돕는 작용이 있기 때문이다. 손발이 차고 추위를 잘 타는 냉체질은 녹차를 자주 마시지 않는 것이 좋다. 그러나 냉체질 중에서 허열이 뜨는 상태라면 녹차를 마시는 것이 도움이 된다. 다만 공복에 상복하는 것은 열체질에게만 적합하다. 녹차의 카페인은 커피에 비해 부작용이 없기 때문에 부담이 적다.

신진대사를 촉진하는 보리차

우리나라에서는 보리차를 식수로 음용해온 지 오래이다. 그러나 보리차는 성질이 차기 때문에 냉체질이 상복할 때 위장 질환을 일으킬 수 있다. 반면 열체질이 마시면 가슴이 시원해지고 신진대사가 촉진되는 작용을 한다. 끓는 물에 볶은 보리를 넣고 소금을 약간 넣으면 맛이 부드러워지고 보리차 특유의 향이 더욱 진해진다. 보리차를 끓인 후 주의해야 할 점은 뚜껑을 열어둔 채 천천히 식히지 말고 주전자를 통째로 찬물에 담가 빨리 식혀 보관해야 한다는 것이다. 그래야 보리차의 구수한 향기가 오래 유지된다.

요가를 하면 피부가 좋아진다

혈액 순환을 돕는 전신 요가

요가를 한 뒤 몸매가 예뻐지고 피부가 좋아졌다는 사람을 많이 본다. 요가 동작을 보면 "이 동작은 장에 좋습니다." "이 동작은 생식기에 좋습니다." "이 동작은 독소를 뽑아냅니다." "이 동작은 손발 냉증에 좋습니다."라는 말이 나온다. 쉽게 말해 몸통을 비틀고 다리를 늘리고 관절을 돌리면, 몸속 오장육부가 튼튼해지고 혈액이 온몸 구석구석으로 펌프질이 되어 여기저기 쌓여 있던 노폐물이 배출된다는 의미이다. 따라서 요가를 꾸준히 하면 근본적으로 피부가 맑고 깨끗해지며 탄력이 생기는 효과를 얻을 수 있다.

혈액 순환을 촉진하고 열기와 냉기를 조절하는 요가 동작을 중심으로 매일 저녁 잠자기 전 10분만 투자해보자.

몸이 차가운 사람은 혈액 순환이 좋지 않고 하체에 노폐물이 쌓여 있는 경향이 있으므로 모세혈관 운동과 앞으로 숙이기 등의 동작으로 위아래의 막힌 기운을 통하게 한다. 반대로 몸에 열이 많은 사람은 대체로 상체가 발달하고 하체가 부실한 경향이 있으므로 다리의 근육과 힘줄을 튼튼하게 만들어주는 개 자세, 나무 자세, 산 자세, 삼각 자세 등 서서 하는 동작을 중심으로 하면 좋다.

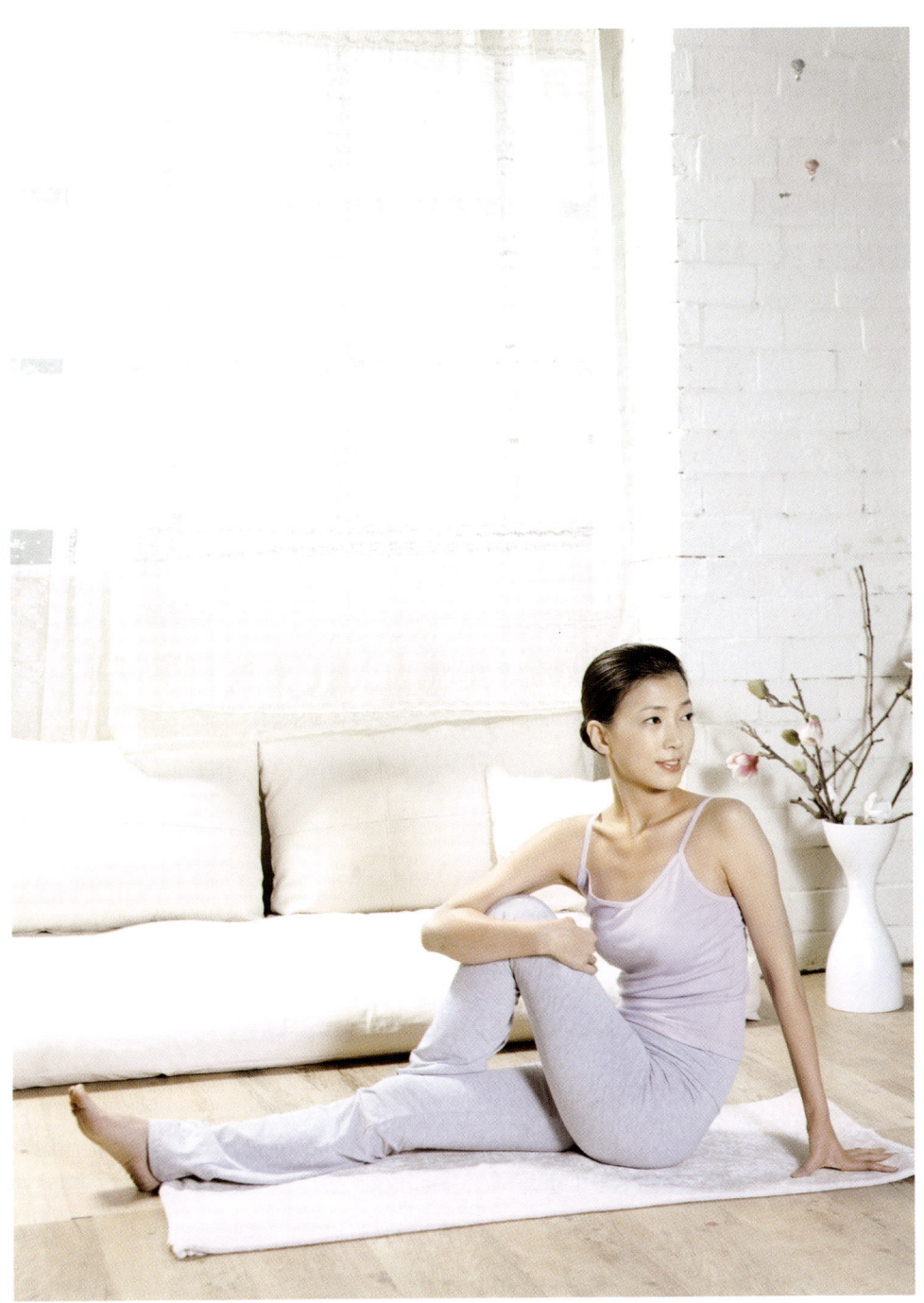

피부 최대의 적, 스트레스를 다스려라

피부 질환의 40%는 스트레스와 관련 있다

스트레스 없이 살 수만 있다면 지상낙원이 따로 없을 것 같다. 그러나 현실적으로 스트레스를 받지 않고 살아간다는 건 거의 불가능하다. 문제는 그것을 잘 다스리느냐 그렇지 못하느냐이다. 스트레스를 다스리지 못하면 몸뿐만 아니라 여러 가지 피부 문제가 일어날 수 있다. 한 외국 통계 조사에 따르면 피부 질환의 40%가 스트레스와 관련이 있다고 한다. 스트레스를 다스리지 못하는 한 아름다운 피부는 절대 기대할 수 없다.

화가 나거나 스트레스를 받으면 '머리에서 열이 난다.' '머리에서 김이 난다.'라는 말을 흔히 한다. 한의학적으로 맞는 말이다. 화를 내면 머리가 뜨거워지기 때문에 몸이 차가워진다. 자주 화를 내거나 억지로 화를 참으면 머리가 늘 무겁고 정신이 맑지 못하며, 각종 질병의 원인이 된다.

이 말은 반대로 몸을 따뜻하게 해 기운을 강하게 하면 여유가 생겨 웬만한 화는 다스릴 수 있다는 말이 된다. 평소 몸을 따뜻하게 하는 습관을 들이면 스트레스를 받아도 크게 좌지우지되지 않는 몸과 마음이 튼튼한 사람이 될 수 있다. 몸을 따뜻하게 하면 몸뿐 아니라 마음까지 건강해진다는 사실을 기억하자. 냉체질이 화를 마음속에 품고 있는 타입이라면, 열체질은 화를 밖으로 발산하는 타입이다. 성격이 급하고 다혈질이라 일단 화부터 내고 나중에 후회하는 사람이 많다. 평소에 의식적으로 흥분을 가라앉히고 짜증을 내지 않도록 노력해야 한다. 마음이 급해지려고 할 때, 화가 나려고 할 때 한 템포만 늦춰보자. 잠시 후 열기가 가라앉는 게 느껴질 것이다.

냉체질이든 열체질이든 스트레스를 받지 않도록 노력하고 충분한 휴식을 통해 몸과 마음의 여유를 찾는 것이 가장 중요하다. 하루 일과가 끝난 후에는 그날 받은 스트레스를 풀 수 있는 자신만의 시간을 갖는 것이 필요하다. 스트레스를 마음껏 풀고 나면 혈액순환이 잘 되어 몸이 가벼워지는 것을 느낄 수 있다.

스트레스를 날리는 간단한 방법

- 심호흡. 맥박과 호흡 수가 감소하면서 긴장을 풀어주는 뇌의 알파파가 증가한다.
- 요가나 스트레칭. 근육 이완 운동은 스트레스 해소에 많은 도움을 준다.
- 따뜻한 목욕. 근육 및 신경 이완에 도움을 준다.
- 코미디 영화. 웃다보면 즐거워진다. 웃음은 스트레스를 줄이고 면역력을 높인다.
- 산림욕. 산림의 공기에 많이 포함돼 있는 음이온은 기분을 편안하게 만들어준다.
- 따뜻한 음식. 따뜻한 음식은 몸속이 따뜻해지면서 마음까지 이완되는 효과를 얻을 수 있다.
- 허브차. 불안감 감소, 긴장 감소, 리프레시 등 아로마 효과가 있다.
- 물을 많이 마신다. 스트레스가 많으면 인체의 수분이 많이 소모된다.
- 모차르트 음악 듣기. 모차르트 음악은 우울증 치료에 이용될 정도로 치료 효과가 높다.
- 비타민 C 복용. 비타민 C는 항스트레스 작용을 한다. 주스와 과일을 많이 먹자.
- 수면을 취한다. 수면 부족도 스트레스의 원인이다. 잠자기 3시간 전부터는 아무것도 먹지 않고 30분 전에는 TV도 끈다. 따뜻한 우유 한 잔을 마신다면 수면을 유도하는 멜라토닌 분비가 촉진되어 숙면을 취할 수 있다.
- 일기를 쓴다. 자신의 감정을 글로 옮기는 것만으로도 그 감정에 대한 통제력을 얻게 된다.
- 소리 내어 운다. 울음은 스트레스에 대항하는 타고난 방어기재이다. 소리 내어 펑펑 운다.
- 걷기. 약간 느리게 걷는다. 규칙적으로 호흡을 하면서 걸으면 더욱 안정 효과가 있다.

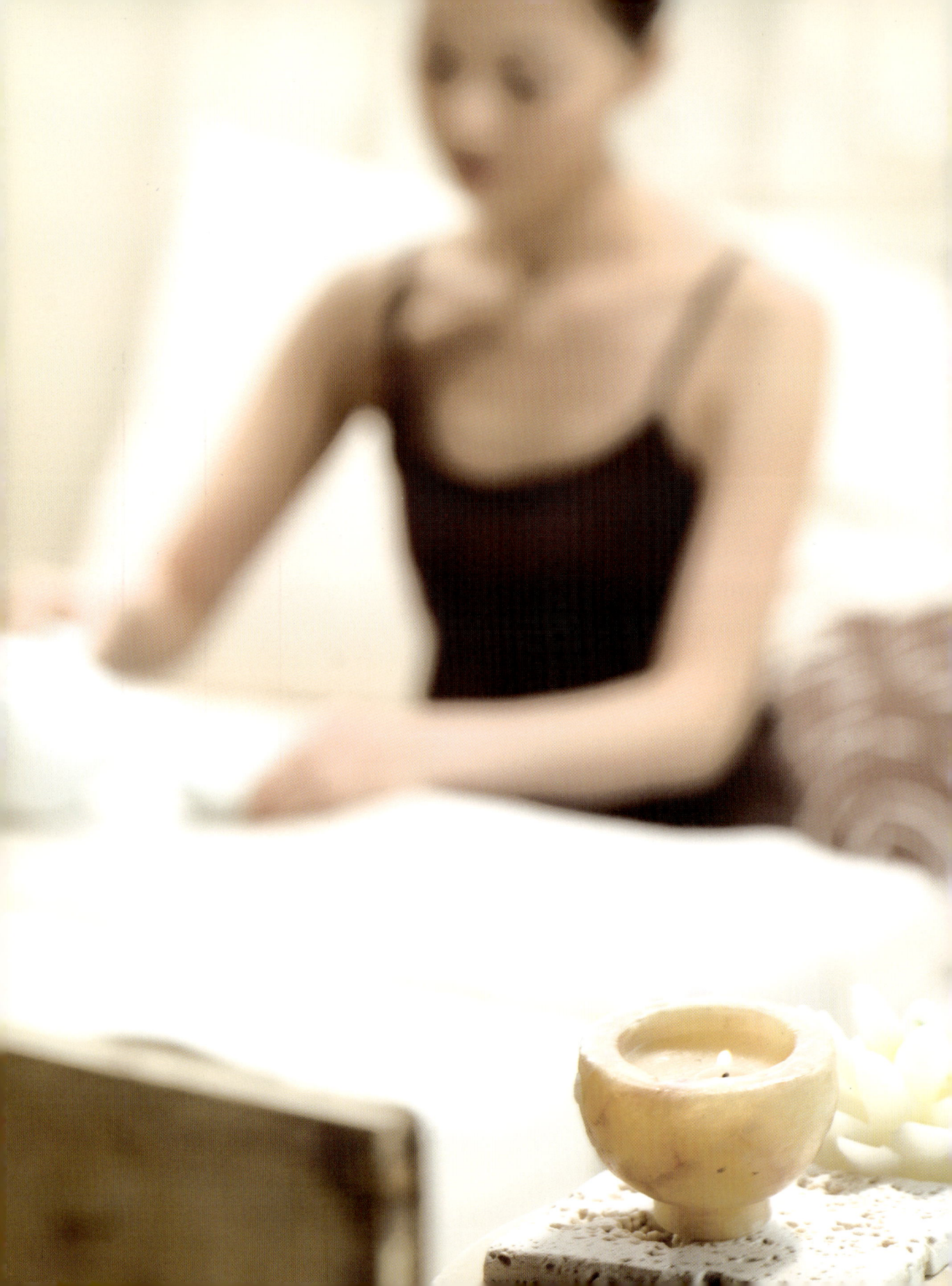

특별 부록

상황별 긴급 처방 팩 30가지

자고 일어나보니 갑자기 붉고 큰 여드름이 코끝에 생겼다면?
이 절망적인 상황에서 당신은 무엇을 하면 좋을까?
예상치 못한 피부 트러블이 생겼을 때는 긴급 처방 팩을 해보자.

특별부록

천연 재료와 곡식으로 피부 트러블을 관리하자

피부가 좋아지기 위해서는 먼저 혈액 순환이 잘 되어야 하고 각질과 노폐물 등이 깨끗하게 제거되어야 하며, 수분과 영양 공급이 원활해야 한다. 팩은 이 모든 것을 다 해준다. 한방 약재와 곡식, 채소, 과일 등에 들어 있는 고유한 성분이 여러 가지 피부 문제를 개선하는 데 많은 도움을 준다. 증상에 따라 그에 적합한 팩 재료를 사용한다면 기대하는 효과를 얻을 수 있을 것이다.

갑자기 붉고 큰 여드름이 났을 때

대나무에 열을 가해 얻은 진액, 즉 죽력은 예로부터 피부병에 명약으로 사용되어온 한방 재료이다. 항균 효과가 우수해서 면봉에 죽력을 묻혀 바르면 얼굴에 붉게 올라온 뾰루지나 여드름이 금방 가라앉는다. 크게 곪은 여드름을 짠 후 죽력을 바르면 금방 딱지가 지고 가라앉는다. 죽력과 생수를 1:5로 희석해서 세안 후 스킨처럼 바르거나 화장솜에 묻혀 여드름 부위에 올려놓으면 좁쌀 여드름에도 효과가 있다.

이렇게 하세요
1. 세안을 한 후 면봉에 죽력을 묻혀 성난 여드름에 바른다. 물에 희석한 죽력을 화장솜에 묻혀 올려놓아도 된다.
2. 죽력을 바른 부위는 제외하고 스킨을 발라 피부 톤을 정리한다.

몸이 건조해 자꾸 각질이 생길 때

오트밀은 귀리의 껍질을 벗기고 말린 뒤 적당히 볶아 분쇄하거나 압착한 곡식으로 단백질과 각종 미네랄, 비타민이 풍부하게 함유되어 있다. 오트밀의 다당류는 수분 공급과 수분 유지 능력이 뛰어난 것이 특징이고, 비타민 B와 미네랄은 피지를 제거해서 피부를 맑고 깨끗하게 만들며, 신진대사를 촉진시켜 건강한 피부를 만들어준다. 또한 피부에 자극을 주지 않기 때문에 민감하거나 자극 받은 피부에 좋다.

> **이렇게 하세요**
1. 오트밀 가루에 꿀 1스푼을 넣고 우유로 농도를 조절한다.
2. 팔과 다리, 온몸에 부드럽게 바른 후 비닐 랩을 씌운다.
3. 20분 후 미지근한 물로 몸을 씻고 마지막에 찬물로 헹군다.

얼굴의 T존 부위만 번들거릴 때

유독 이마와 코 부위만 피지로 번들거린다면 T존 부위만을 위한 특별 조치가 필요하다. 피지 제거에 탁월한 죽염과 살구씨를 물에 개어 T존 부위에 마사지를 하거나 팩을 해주면 피지 분비가 조절되는 효과를 얻을 수 있다.

> **이렇게 하세요**
1. 죽염 1티스푼, 살구씨 가루 1티스푼을 물에 갠다. 죽염 알갱이가 잘 녹도록 충분히 젓는다.
2. T존 부위에 바르고 10분 후 미지근한 물로 씻는다.
3. 마지막에 찬물로 헹군다.

잦은 야근으로 피부가 거칠어졌을 때

깨는 필수 아미노산과 비타민 E가 풍부한 식품으로 피부를 촉촉하고 윤기 있게 가꿔준다. 특히 들깨는 피부가 유난히 거칠 때, 주근깨와 기미가 생기기 시작할 때 좋은 팩 재료로 피부에 영양을 공급해주어 매끄럽고 탄력 있는 피부로 가꾸는 데 도움을 준다.

> **이렇게 하세요**
1. 볶지 않은 들깨 3스푼을 믹서에 곱게 간다.
2. 들깨 가루에 밀가루와 우유를 조금 넣고 물로 농도를 조절한다.
3. 얼굴에 거즈를 덮고 팩제를 바른다.
4. 30분 후 거즈를 떼고 미지근한 물로 씻는다.
5. 마지막에 찬물로 헹군다.

눈가나 입가에 잔주름이 생길 때

흑임자로 불리는 검은깨는 영양이 결핍되고 수분이 부족해 탄력이 떨어진 피부를 다스리는 데

특별부록

빼놓을 수 없는 천연 미용 재료 중 하나이다. 흰깨에 비해 2배 이상의 효과를 얻을 수 있다. 흑임자 가루에 꿀을 조금 섞어 팩을 한다. 잔주름이 많은 부위는 좀 더 두껍게 바른다.

이렇게 하세요
1. 볶지 않은 검은깨 2큰술을 믹서에 곱게 간다.
2. 흑임자 가루에 밀가루 1스푼을 넣고 물로 농도를 조절한다.
3. 얼굴에 거즈를 덮고 팩제를 도톰하게 펴 바른다.
4. 30분 후 거즈를 떼고 미지근한 물로 씻는다.
5. 마지막에 찬물로 헹군다.

잡티가 생겨 피부가 칙칙해졌을 때

율무는 얼굴에 난 잡티를 제거하는 미백 효과가 뛰어나다. 또한 비타민 E와 단백질이 많이 들어 있어 세포에 활력을 주고, 피부 노화를 방지하는 역할을 한다. 얼굴에 부분적으로 잡티가 생겨 지저분해 보인다면 율무에 따뜻한 우유를 부어 걸쭉하게 만든 다음 그 부위에 발라준다. 비타민 E 캡슐을 첨가하면 노화 피부에 더욱 효과가 있다.

이렇게 하세요
1. 율무 가루 1스푼과 밀가루 1스푼을 섞은 다음 우유를 넣고 걸쭉하게 갠다.
2. 얼굴에 거즈를 덮고 팩제를 바른다.
3. 30분 후 거즈를 떼고 미지근한 물로 씻는다.
4. 마지막에 찬물로 헹군다.

얼굴이 푸석푸석하고 화장이 잘 안 받을 때

아침에 일어났는데 얼굴이 유난히 푸석푸석하고 칙칙해 보이는 날이 있다. 이럴 때 간단하게 5분 만에 해결하는 방법이 있다. 해초 가루에 찬 우유를 섞어 얼굴에 바르고 5분 정도 있거나 잠시 마사지를 하는 것. 이때 지압점을 눌러주면 효과가 배가된다. 스팀 타월로 얼굴을 잘 닦아주고 차가운 물로 헹구면 끝이다.

이렇게 하세요
1. 세안을 한 후 해초 가루 2스푼에 찬 우유를 넣고 걸쭉하게 갠다.
2. 얼굴에 바르고 5분 정도 있거나, 눈뼈 주위를 동그랗게 손가락으로 지압하듯 꾹꾹 눌러준다.

3. 미지근한 물로 씻은 다음 마지막에 찬물로 헹군다.

태닝한 피부를 하얗게 만들고 싶을 때
녹차로 세안을 하면 태닝한 피부가 단시일 내에 하얘지는 효과를 얻을 수 있다. 녹차의 카테킨 성분이 피부색을 검게 만드는 멜라닌 색소를 분해시키는 것이다.

이렇게 하세요
1. 녹차 티백을 따뜻한 물 1컵에 담가 우려낸다.
2. 세면대에 붓고 얼굴에 끼얹어가며 가볍게 두드려준다.

야외활동 전날 미리 햇볕을 차단하고자 할 때
두부에 함유된 사포닌은 활성산소의 활동을 억제해 피부가 햇볕에 타는 것을 막아주는 역할을 한다. 두부의 물기를 짠 후 햇살에 잘 말려 두부 분말을 만들어놓고 필요할 때마다 팩제로 사용하면 편리하다.

이렇게 하세요
1. 두부 가루 2스푼에 오이즙을 섞어 걸쭉하게 갠다.
2. 얼굴에 거즈를 덮고 팩제를 바른다.
3. 30분 후 거즈를 떼고 미지근한 물로 씻는다.
4. 마지막에 찬물로 헹군다.

머리카락에 윤기를 주고 싶을 때
검은콩 삶은 물로 샴푸를 하듯 머리를 감아주면 머리카락에 윤기가 돌며 부드러워진다. 콩은 세정력이 있으므로 따로 샴푸를 하지 않아도 된다. 두피와 모발의 노폐물을 제거하면서 동시에 영양분을 공급한다.

이렇게 하세요
1. 물 1l에 검은콩 1컵을 불렸다가 삶는다.
2. 검은콩 삶은 물을 따로 모아 냉장고에 보관한다.
3. 샴푸 대신 검은콩 삶은 물로 머리를 적셔 문질러준다.

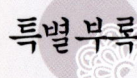

특별부록

4. 미지근한 물로 헹군 후 자연 건조시킨다.

햇볕에 피부가 붉게 익었을 때

알로에는 열을 빼앗는 차가운 성질을 가지고 있다. 따라서 햇볕에 타서 약한 화상을 입은 피부에 사용하면 효과적이다. 붉게 달아오른 피부에 생알로에를 잘라 붙여두면 화상으로 인해 물집이 생기는 것을 막을 수 있다. 민감성 피부라면 알로에즙에 밀가루를 개어 팩을 한다.

이렇게 하세요
1. 알로에 껍질을 벗기고 투명한 속으로만 즙을 만든다.
2. 알로에즙에 밀가루를 넣어 농도를 조절한다.
3. 얼굴에 거즈를 덮고 팩제를 바른다.
4. 20분 후 거즈를 떼고 미지근한 물로 씻는다.
5. 마지막에 찬물로 헹군다.

입술이 건조하고 자꾸 틀 때

잠자리에 들기 전 입술에 꿀을 발라준다. 먹어도 상관없기 때문에 그냥 잘 수 있다. 팩을 할 때 얼굴에는 팩제를 바르고, 입술에는 꿀을 발라주어도 좋다. 꿀은 피부에 수분이 잘 스며들도록 도와 각종 팩제의 기본 재료로 쓰인다.

이렇게 하세요
1. 입술에 꿀을 발라준다.
2. 꿀을 바른 후 비닐 랩으로 입술을 감싸두면 꿀이 더 잘 스며든다.

매끄러운 팔다리를 갖고 싶을 때

꿀에 따뜻한 우유를 섞어 온몸을 마사지해주면 피부의 각질과 노폐물은 제거되면서 각종 영양분과 수분이 공급되어 아기 피부처럼 부드러워진다. 동시에 미백 효과도 기대할 수 있어 하얗고 부드러운 피부로 가꿀 수 있다.

이렇게 하세요
1. 꿀 3스푼에 우유를 섞어 밀크 로션처럼 만든다.

2. 샤워 후 물기가 있는 상태에서 1로 온몸을 마사지해준다.
3. 미지근한 물로 깨끗하게 씻는다. 피부에 우유가 남아 있으면 트러블을 일으킬 수 있다.

세안 후 피부가 심하게 당길 때

세안을 하면 각종 노폐물과 함께 피부 보호막 역할을 하는 피지도 닦여나간다. 지성 피부는 금방 새로운 피지막이 형성되지만, 건성 피부는 한참이 지나야 피지막이 형성되기 때문에 세안 후 심하게 당길 수 있다. 이럴 때 좋은 것이 수세미즙이다. 물기를 닦아낸 후 바로 수세미즙을 스프레이로 뿌려주면 피부 당김 현상이 줄어든다.

이렇게 하세요
1. 생수세미 속을 강판에 갈아 즙을 내거나 수세미 수액을 준비한다.
2. 스프레이 통에 담아 냉장고에 보관한다.
3. 세안 후 타월로 물기를 누르듯 닦아낸 후 수세미즙을 얼굴에 뿌려준다.
4. 손가락으로 톡톡 두드려 피부에 스며들도록 한다.

손이 너무 거칠어서 고민일 때

날씨가 추워지기 시작하면 얼굴보다 손이 더 거칠어진다. 달걀노른자로 팩을 해주면 부드럽고 윤기 나는 손을 가질 수 있다. 달걀노른자에 함유되어 있는 레시틴이 피부에 유분을 공급하기 때문이다.

이렇게 하세요
1. 달걀노른자 1개에 밀가루를 넣어 적당한 농도로 갠다.
2. 손등에 바른 후 마사지를 해준다.
3. 10분 후 미지근한 물로 깨끗하게 씻는다.
4. 핸드 크림을 발라 마무리한다.

환절기에 피부가 지나치게 예민해질 때

감자팩은 이상이 생긴 피부의 신진대사를 정상으로 돌려주는 효과가 있다. 알레르기, 스트레스 등으로 피부가 지나치게 예민해져 고생한다면 감자팩을 꾸준히 해주자. 감자는 눈두덩에 발라

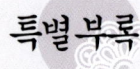

특별부록

도 과민반응이 없으므로 눈가 트러블이나 멍울, 다크서클 등에도 사용할 수 있다.

이렇게 하세요

1. 감자 1/2개를 강판에 간다.
2. 1에 밀가루를 넣어 걸쭉하게 갠다.
3. 얼굴에 거즈를 덮고 팩제를 두껍게 바른다.
4. 30분 후 거즈를 떼고 미지근한 물로 씻는다.
5. 마지막에 찬물로 헹군다.

아침에 얼굴이 자꾸 부을 때

얼굴 붓기를 가라앉히는 데는 아이스 팩이 최고이다. 샤워를 하기 전에 수건을 물에 적셔 비닐봉투에 담아 냉동실에 넣어둔다. 샤워를 마친 후 화장을 하기 전에 차가워진 수건을 꺼내 5분간 얼굴에 덮어둔다. 붓기가 금방 가라앉고 화장도 잘 받는다.

이렇게 하세요

1. 수건을 물에 적셔 비닐봉투에 담아 냉동실에 보관한다. 10분 내로 사용할 것이라면 냉장실에 넣어둔다.
2. 차가워진 수건을 얼굴에 덮고 5분 정도 둔다.

여드름 치료 후 모공이 넓어졌을 때

모과팩은 모공이 큰 피부에 수렴 작용을 하고 여드름성 피부의 염증도 치료하는 효과가 있다. 모공도 줄이고 여드름 예방 효과도 있는 모과팩을 꾸준히 해보자. 모과를 썰어 말린 것을 구입해서 끓는 물을 넣어 달인 다음, 그 물에 밀가루를 섞어 팩을 한다.

이렇게 하세요

1. 물 2컵에 말린 모과 1스푼을 넣고 약한 불에서 물이 절반으로 줄어들 때까지 달인다.
2. 달인 물을 냉장고에 보관한다.
3. 밀가루 2스푼에 모과 달인 물을 넣어 걸쭉하게 갠다.
4. 얼굴에 팩제를 바르고 20분 후 미지근한 물로 씻는다.
5. 마지막에 찬물로 헹군다.

여드름을 잘못 짜서 상처가 생겼을 때

양배추는 여드름으로 인한 상처를 빨리 치유하면서 흉터가 커지는 것을 막는 효과가 있다. 여드름 피부에 좋은 유황 성분과 비타민 C, 단백질, 미네랄 등을 함유하고 있기 때문이다. 양배추를 믹서에 갈아 밀가루를 섞어 팩을 한다.

이렇게 하세요

1. 양배추 잎 2~3장을 깨끗이 씻은 후 믹서에 간다.
2. 1에 밀가루를 넣어 적당한 농도로 갠다.
3. 얼굴에 거즈를 덮고 팩제를 바른다.
4. 30분 후 거즈를 떼고 미지근한 물로 씻는다.
5. 마지막에 찬물로 헹군다.

태닝 후 피부가 건조할 때

해조류는 피부 보습 작용이 뛰어난 팩제이다. 그중에서도 다시마는 각종 미네랄과 비타민, 단백질 등의 영양분이 듬뿍 들어 있고 뛰어난 보습 효과까지 갖춘 훌륭한 재료이다. 다시마를 물에 불려 충분히 소금기를 우려내고 믹서에 간 후 해초 가루를 섞어 팩을 한다.

이렇게 하세요

1. 다시마를 2시간 이상 물에 담가 소금기를 충분히 우려낸다.
2. 믹서에 다시마를 간 후 해초 가루를 넣어 걸쭉하게 갠다.
3. 얼굴에 거즈를 덮고 팩제를 바른다.
4. 30분 후 거즈를 떼고 미지근한 물로 씻는다.
5. 마지막에 찬물로 헹군다.

초기 뾰루지를 빨리 잡고 싶을 때

항염, 항균 작용이 있는 어성초 생즙을 뾰루지 부위에 바르면 염증이 가라앉고, 화농이 되어도 흉터가 남지 않는다. 어성초 생즙을 구하기 어렵다면 시중에서 판매되는 어성초 가루를 꿀에 개어 면봉으로 찍어 뾰루지 부위에 발라준다.

이렇게 하세요

1. 인터넷 등 어성초 전문 매장에서 판매하는 어성초 생즙을 준비한다.

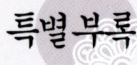

2. 깨끗하게 세안을 한 후 스킨을 바르기 전에 면봉으로 생즙을 찍어 뾰루지 부위에 바른다.

화장독이 올랐을 때

보릿가루에 현미, 녹두 가루를 섞어 팩을 하면 붉은 기가 쉽게 가라앉을 것이다. 이들 곡식은 모두 화장독이나 알레르기성 피부의 붉은 기를 가라앉히는 데 효과적이다. 하나씩만 사용해도 효과가 좋은 것을 보리, 현미, 녹두를 모두 섞으면 화장독 해독제로 이보다 좋은 것이 없다.

이렇게 하세요

1. 보릿가루, 현미 가루, 녹두 가루를 1:1:1로 섞는다.
2. 1에 물을 부어 개면서 농도를 적당하게 맞춘다.
3. 얼굴에 거즈를 덮고 팩제를 바른다.
4. 30분 후 거즈를 떼고 미지근한 물로 씻는다.
5. 마지막에 찬물로 헹군다.

수영을 시작하고 피부가 지나치게 예민해졌을 때

수영장 물에는 다량의 염소가 녹아 있다. 따라서 수영을 시작한 지 얼마 되지 않았을 때는 피부가 건조해지는 등 여러 부작용이 나타나기 마련이다. 이때는 온몸을 깨끗이 씻은 뒤 보습 성분이 강한 보디 크림을 발라준다.

이렇게 하세요

1. 미지근한 물로 온몸을 깨끗이 씻는다.
2. 샤워 젤로 거품을 내어 몸을 닦는다.
3. 미지근한 물로 온몸을 씻은 다음 마지막에 찬물로 헹군다.
4. 물기가 있는 상태에서 오일을 바르고, 보습 성분이 강한 보디 크림을 얇게 한 번 더 발라준다.

임신과 출산으로 기미가 생겼을 때

백복령 가루는 기미와 같은 색소 침착에 오래전부터 사용되어오던 민간 미용 치료제이다. 백복령 가루로 1주일에 2번 정도 팩을 하면서 백복령이 함유된 천연비누를 아침저녁으로 사용하면 기미에 효과를 볼 수 있다.

이렇게 하세요
1. 백복령 가루 2큰술에 꿀 1티스푼을 넣고 물로 농도를 조절한다.
2. 얼굴에 거즈를 덮고 팩제를 바른다. 기미가 있는 부위는 좀 더 두껍게 바른다.
3. 30분 후 거즈를 떼고 미지근한 물로 씻는다.
4. 마지막에 찬물로 헹군다.

다크서클이 생겼을 때

피로나 스트레스가 쌓이면 어느새 눈 밑에 다크서클이 생긴다. 다크서클은 색조 화장 때문에 색소가 침착되어 생기기도 한다. 녹차 아이 팩으로 간단하게 다크서클을 관리해보자. 녹차 티백을 우린 물에 레몬즙을 몇 방울 섞어 화장솜에 적셔 눈두덩에 올려놓는다.

이렇게 하세요
1. 물 1컵에 녹차 티백을 우려 냉장고에 보관한다.
2. 세안 후 시원해진 녹차물에 레몬즙을 3~4방울 섞는다
3. 2를 화장솜 2개에 적셔 눈두덩에 올려놓는다.
4. 10분 후 화장솜을 떼고 스킨을 바른다.

코에 블랙헤드가 심할 때

코 주변에 까만 점처럼 박혀 있는 블랙헤드는 모공 속의 오래된 피지와 각질이 공기와 닿아 산화하면서 검게 변한 것이다. 그대로 방치하면 모공이 넓어지고 지저분해 보인다. 블랙헤드를 손으로 짜내면 모공이 넓어지고 피부에 자극이 되어 좋지 않으므로 스크럽 마사지로 자극 없이 빠져나오게 하는 게 좋다. 이때 좋은 것이 흑설탕이다. 흑설탕에 우유를 섞어 사용하면 우유가 스크럽으로 민감해질 수 있는 피부를 보호한다.

이렇게 하세요
1. 흑설탕 1스푼에 따뜻한 우유 1스푼을 넣는다.
2. 잘 섞어 흑설탕 알갱이가 녹게 만든다.
3. 세안 후 2를 코 주위에 살살 문지르며 마사지한다.

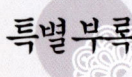

4. 미지근한 물로 씻은 다음 마지막에 찬물로 헹군다.

얼굴에 각질이 일어날 때
목욕으로 각질이 부드러워진 상태에서 팩을 하면 피지와 노폐물, 각질 등이 더 깨끗하게 제거된다. 목욕 중 녹두 가루와 떠먹는 요구르트를 사용해서 간단한 팩을 해보자. 이를 얼굴에 고루 펴 바르고 20분 정도 목욕을 한 뒤 닦아내면 피부가 매끈해질 것이다.

이렇게 하세요
1. 탕에 들어가기 전에 녹두 가루 2스푼에 떠먹는 요구르트를 걸쭉하게 섞는다.
2. 3~4분 정도 녹두 가루가 충분히 불도록 기다린다.
3. 녹두 가루가 부드럽게 퍼지면 팩제를 얼굴에 고루 펴 바른다.
4. 20분 정도 탕에 들어가 앉아 있거나 목욕을 한다.
5. 미지근한 물로 씻은 다음 마지막에 찬물로 헹군다.

피부과 치료 후 피부가 예민해졌을 때
피부 스케일링이나 필링 등 피부과 치료 후에 피부 재생이나 진정 작용이 있는 팩을 해주면 치료 효과가 훨씬 좋아진다. 이때 좋은 것이 감초팩이다. 감초에는 피부 진정 작용이 있는 글리시리친과 혈관을 튼튼하게 해주는 플라보노이드가 들어 있다. 피부과 치료를 받으면서 집에서 1주일에 한두 번 정도 감초팩을 해주면 피부 재생도 빨라지고 진정도 금방 될 것이다.

이렇게 하세요
1. 감초 가루 2스푼을 물이나 우유에 걸쭉하게 갠다. 이때 꿀 1티스푼을 첨가해도 좋다.
2. 얼굴에 거즈를 덮고 팩제를 바른 후 30분 후에 떼어낸다.
3. 미지근한 물로 씻은 다음 마지막에 찬물로 헹군다.
4. 스킨으로 피부결을 정리한 후 수분 젤이나 수분 크림을 충분히 발라준다.

스트레스로 피부가 생기를 잃었을 때
스트레스를 받으면 얼굴도 생기를 잃고 푸석푸석해지고 누렇게 뜬다. 이럴 때 좋은 것이 피부 명약으로 알려진 대추이다. 대추에는 비타민 C가 풍부하고 칼슘, 인, 철분 등 각종 미네랄이 들어 있어 촉촉하고 윤기 있는 피부를 만들어준다. 특히 피부 세포 기능을 회복시켜 피부에 생기를 되돌려준다. 대추를 우려낸 물로 패팅을 하거나, 밀가루를 섞어 팩을 해도 좋고, 말린 대추를 믹서에 갈아 가루로 만들어 우유나 물에 개어 팩제를 만들어도 된다.

이렇게 하세요
1. 대추 5개에 물 2컵을 붓고 약한 불에서 끓인다.
2. 물이 절반 정도로 줄어들면 체에 걸러 대추물만 받아 냉장고에 보관한다.
3. 세안 후 화장솜에 대추물을 듬뿍 묻혀 얼굴에 올리고 10~20분 정도 그대로 둔다.
4. 미지근한 물로 헹구고, 차가운 스킨을 화장솜에 묻혀 닦듯이 발라준다.

피부가 처지고 탄력을 잃어갈 때

피부는 하루아침에 늙는 것이 아니다. 하루가 모여 1년이 되고, 1년이 모여 10년이 되듯, 세월이 흐르면서 저절로 피부는 노화의 길로 접어든다. 당귀는 노화 피부에 특히 효과가 좋은 재료로 주름뿐 아니라 미백에도 탁월한 효과가 있다.

이렇게 하세요
1. 당귀 가루 2스푼에 달걀노른자, 꿀 1티스푼을 넣고 물로 걸쭉하게 갠다.
2. 얼굴에 거즈를 덮고 팩제를 바른다.
3. 30분 후 거즈를 떼고 미지근한 물로 씻는다.
4. 마지막에 찬물로 헹군다.

한방 팩 재료 구입처

없는 게 없는 한방 팩 재료 천국
약순당 (www.anyherb.co.kr)
한방 팩 재료를 어디서 구할까 걱정했던 사람이라면, 이 사이트를 보는 순간 모든 게 해결된다. 고삼, 삼백초, 어성초 등 피부에 좋다고 소문난 한방 재료들은 거의 다 취급하고 있는 그야말로 '한방 팩 재료 천국'이기 때문이다. 원래는 천연 한방화장품을 전문적으로 제조하는 곳이지만, 이와 함께 한방 및 천연 곡물 재료들을 분말 형태로 만들어 다양하게 판매하고 있다. 청결하고 질 좋은 한방 원료만을 고집하기 때문에 믿고 구입할 수 있으며, 대량 혹은 소량으로도 구입이 가능하다.

믿고 살 수 있는 인터넷 한방 약재상
경동시장 인터넷상인회 (www.internetkyungdong.or.kr)
경동시장 인터넷상인회는 한약재를 사랑하고 아끼는 많은 사람들이 모인 단체로, 한약재부터 한방 미용 재료, 한방차세트, 건강식품 등을 다양하게 판매하고 있다. 원산지 표시가 정확하고 생산자의 이름을 걸고 판매를 한다는 점에서 제품을 신뢰할 수 있다. 당귀, 행인 등 특등급의 천연분말을 저렴하게 살 수 있으며, 원재료를 구입해 직접 팩을 해보려는 사람들에게 적극 추천할 만하다.

Thanks to

진행 어시스트	이세라
사진 촬영	황정옥, 장태규
장소 및 소품 스타일링	민송이, 민들레
모델	이재영
헤어·메이크업	박민애, 지윤희(김청경 헤어페이스)
의상 스타일링(김소형)	윤혜미

촬영 협조	
의상 협찬	아메리칸어패럴(www.americanapparel.co.kr)
식기 및 다기 협찬	우리그릇 려(02-549-7573), 정소영 식기장(02-541-6480)
소품 협찬	무지(02-2632-8470)